美食課（一）

主食萬歲

徐文兵 著

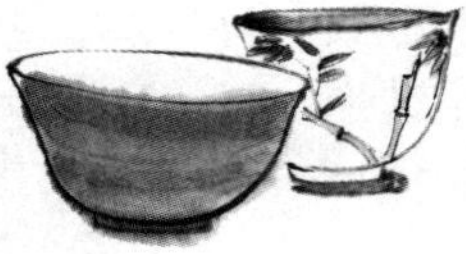

江西科学技术出版社
南昌

目录

第1章 美食为什么要“以人为本，以人为贵”

1. 中医的营养学和西医的营养学区别在哪儿——以人为本 / 2
2. 适合我的就是最好的 / 3
3. 永远保持自觉和自感 / 5
4. 吃饭前一定要问自己饥不饥、饿不饿、馋不馋 / 6
5. 如果你一边吃饭一边忙别的事，
   再好的东西吃进去后都会变成垃圾 / 7
6. 不要养成吃零食的习惯 / 9
7. 馋和瘾都是超越物质之上的精神享受，但它依赖于物质 / 10

第2章 独立自主：好吃不好吃我有自己的标准

1. 想吃什么就吃什么？留点儿念想最好 / 14
2. 做自己欲望的主人 / 15
3. 尊重自己的食欲 / 17
4. 做自己的主人，永远要知道自己吃的东西是从哪儿来的 / 19

第3章 口传心授：有一个爱做饭且会做饭的家人，是多美好的事

1. “三辈子学会吃和穿” / 22

2. 配饲料和做饭的区别在哪儿？
在于做饭的人心里有没有这个东西 / 23
3. 有知识、有学问的人做了厨师，会给厨师界带来革命 / 24
4. 要有意识地培养孩子对做饭的喜爱，至少不厌恶 / 28

第 4 章 做饭、吃饭的“道”“理”“德”

1. 道：一定要通过做饭、吃饭让心神感到愉悦 / 34
2. 理：一方水土养一方人，小时候的饮食习惯一定要保留 / 36
3. 德：通过做饭可以培养非常好的人际关系 / 39

第 5 章 法：节奏，吃饭一定要看季节、昼夜

1. 如果你能做到太阳下山以后不进食，
对身体大有好处 / 42
2. 把握好季节、昼夜的节奏，比吃什么东西重要 / 43
3. 饭是抢着吃香 / 44

第 6 章 术：要从最基本的改刀、分辨食材学起

第 7 章 器：家里的食材、餐具、餐桌、炊具一定要讲究

1. 通过对餐具的讲究，体现对你本人的尊重 / 50
2. 与其在美容、美发、买包、做指甲、隆胸、打玻尿酸上花钱，
不如把钱省下来用在好食材上 / 51

第8章 厨房安全与卫生

1. 在厨房，一个是水的问题，再一个就是火的问题 / 56
2. 烫伤以后急救的方法 / 59

第9章 厨房必备的几种东西和不应该出现的东西

1. 厨房必备的东西：油、酱油、醋、料酒、盐、碱面 / 66
2. 厨房用品之调料 / 68
3. “断舍离”——厨房里不许出现的东西 / 73
4. 储物的基本常识 / 75

第10章 柴：用火和用油的基本常识

1. 用火还是遵从老祖先的生活习惯为好 / 78
2. 厨房用具之电子炉具对比 / 80
3. 用油、用火有大小的区别，但我们还是尊重家常 / 81

第11章 烹饪的基本概念

1. 研究烹饪，首先要知道基本概念 / 86
2. 食材直接跟火发生接触，这是最原始的烹饪方法 / 87
3. 不跟火焰直接发生接触的烹饪方法 / 89

第12章 以水作为介质，把食材弄熟的方法

1. 烧：通过烧的办法，把汤汁浸到食材里 / 96
2. 氽：把食材放到热水里直接过一下，时间稍微长一点 / 96

3. 食材带肉叫煮，食材没有肉叫熬，古代的煎是先把东西熬好以后再浓缩 / 97
4. 涮：一种相对健康的方法，比大油、大火要好一些 / 98
5. 炖：最自然、最原始的方法，做出食材本来的味道 / 99
6. 煲：通过汤汤水水，把食材里的精华溶解在汤里 / 100
7. 焞：小型高压锅连蒸带煮 / 100
8. 蒸：蒸的东西滋养人 / 101

第13章 以油为介质，把食物做熟、做好吃的方法

1. 炸：放很多油，把整个食材都没进去，然后在里面排干水分，炸出香味 / 104
2. 煎：一点薄薄的油，放上食材，把它的一面煎得焦黄 / 105
3. 炒：有煸炒和爆炒的区别 / 105
4. 烹：“逢烹必炸” / 106
5. 烩：把食材放在一起 / 106
6. 溜：特别适合鲜嫩、脆的菜 / 107
7. 浸：一种蒸菜，需要利用水和油两种方法 / 107
8. 泼：把烧得接近开了、冒烟的油，浇在食材上 / 108
9. 饪：想做好吃的需要时间，是高压锅代替不了的 / 108

第14章 家常菜的制作里一些其他的基本概念

1. 炝：用高温的油激发食材的香味 / 112
2. 焖：在锅里把汤汁里的成分灌注到食材里 / 113
3. 㸆：把食材放在浓郁的汤汁里，小火让食材一点一点地把汤汁吸收干净 / 114

4. 灼：简单的开水烫熟的方法 / 115
5. 扒：把一片一片的肉摆放得很整齐 / 116
6. 贴：只拿油、火烘烤或焙干一面，另一面是不过油或火的 / 116

第15章 不是厨房中当场准备或需要长时间准备

1. 榨：食用油要恢复古法——物理方法，
不是化学萃取的方法 / 118
2. 泡：不动火、不动油、不动气，
是提高消化功能很好的方法 / 119
3. 摊：把做好的东西放在锅上 / 119
4. 挂浆：可以保护肉的鲜嫩 / 120
5. 勾芡：做鸡蛋汤要打点儿芡粉 / 121

第16章 厨房里跟微生物和香料有关的方法

1. 卤：在中医药、肉食烹饪里最广泛的应用 / 124
2. 腌：非常好的保鲜的方法，
能最大限度保证食物本身的质量 / 126
3. 糟：直接用酒糟加入到食品腌制或烹制的过程 / 130
4. 霉：让食材和有益的细菌或真菌结合以后长出菌丝 / 131
5. 酱：豆子发酵以后成为一种调料 / 132

第17章 主食万岁：五谷为养

1. 主食首先是种子，而且这个种子是有繁衍后代能力的 / 134
2. 为什么要吃五谷? 精气神的直接提供来源 / 135

第18章 小麦：现在很多人已经吃不到麦香了

1. 春天的主食：小麦 / 142
2. 至少在春秋时期，麦子已经成为一种普遍的主食 / 145
3. 在《伤寒论》里，用甘麦大枣汤给人治病 / 146
4. 浮小麦是一种药，有收敛心神和止汗的作用 / 147
5. 麦芽糖：不那么甜，但是它很黏，
这种黏性正是最好的滋补 / 148
6. 对麦麸过敏，其实不是食物的原因，而是你有病 / 149
7. 小麦的食用方法 / 151
8. 蒸和烘烤的区别：蒸的火力小一点，更平和，
更适合中国人的体质 / 153
9. 吃饭的顺序——主食第一 / 154
10. 面食升级换代的“产品” / 157

第19章 大麦：在食品工业和制药行业里的应用非常广泛

1. 大麦茶是一种非常好的消食化积的药材，
也是与药食同源的药材 / 164
2. 大麦芽：不是为了吃它的芽，而是为了吃这种破芽而出的生命力和动力 / 165
3. 现在别喝冰镇的啤酒 / 167
4. 吃青稞的方式：糌粑、酿青稞酒 / 170
5. 麦乳精：大麦芽加大麦仁分解出来的糊精 / 171

第 20 章 莜麦：吃完莜面，手上有气，眼里有光

1. 莜面：比小麦更好、更温、更热、更有营养 / 174
2. 在这么多制法的背后，其实是我们的祖先想着花样、变着手法让大家吃主食 / 176

第 21 章 荞麦：一个被我们中国人忽略的重要食材

1. 荞麦有疏肝理气的作用，但它的营养价值比小麦和莜麦都差一点 / 184
2. 荞麦是一味混在粮食队伍里很好的中药 / 185
3. 荞麦面的做法 / 189
4. 荞麦的三个亲兄弟 / 191

第 22 章 补益心气、心血的谷类

1. 如果出现了精气神的泄漏、流失，第一件事应该是先止损，把窟窿堵住 / 194
2. 补益心气的五谷 / 195

第 23 章 好好吃油

1. 植物油也是主食的一部分，千万不要谈油色变 / 204
2. 脂肪对脏（臟）腑的保护作用不言而喻 / 205
3. 脂肪是比淀粉更高级的营养物质 / 206
4. 一定不要把脂肪污名化，现在很多病是我们吃了不高级的或坏的脂肪导致的 / 208

第24章 认识油温、油的营养价值、油的饮食宜忌

1. 吃“长在脑袋上的种子”榨出来的油 / 214
2. 胡麻油是低温油，营养成分好 / 215
3. 芝麻油比胡麻油弱一点 / 217
4. 菜籽油补益心气、温暖心气的效果还是比较好的 / 218
5. 花生油的性质比较凉一点 / 218
6. 葵花籽油：阳气不足、手脚冰凉的人应该经常食用 / 219
7. 大豆油滋阴的效果要好一些 / 220
8. 小品种植物油 / 220

第25章 “植物油和动物油哪个好？”

1. 吃植物油会觉得香，但吃动物油会觉得解馋 / 224
2. 我们经常说吃荤还是吃素，总把荤当成肉，
其实荤不是肉 / 225
3. 常吃的几种动物油脂 / 227
4. 常见的动物油脂的特点 / 228

第26章 我们平时吃的动物油的主要来源是猪、牛、羊

1. 猪油的制备和烹制的方法 / 234
2. 炼制猪油的方法 / 235
3. 猪油在食疗药物里的应用 / 236
4. 什么人不适合吃猪油 / 239

5. 作为食疗或想让自己的身体温暖，羊油是必不可缺的 / 239
6. 羊油是我们中医治疗的一个重要食材 / 240
7. 牛油的膻味不像羊油那么大，口感特别好 / 241

第27章 “十个厨子九个咸，还有一个忘搁盐”

1. 一点盐不吃，会觉得活得没意思 / 244
2. 盐是熬出来的 / 247
3. 如果人的身体里缺盐，就会变得性情寡淡、反应迟钝 / 249
4. 为什么把盐叫盐巴 / 250
5. 少吃味精和盐 / 251

第28章 根据自己身体的需要吃盐

1. 身上长各种包、痤疮、疖子，盐吃多了 / 254
2. 身上有疮口，产后妇女想增奶，一定要少吃盐 / 255
3. 外用——可以用盐水清洗伤口，可以做盐包热敷 / 256
4. 盐摄入不够带来的伤害：欲望变得寡淡、心跳变慢和血压变低 / 257
5. 最好的吃盐方法，就是吃海里的动植物 / 258
6. 咸菜是一种很好的补益心气、提高食欲的食材 / 260

第 1 章

美食为什么要“以人为本，以人为贵”

我希望通过中医美食课的学习，慢慢让大家回归到独立守神，回归到本我，找到自己发自内心最需要的东西，这叫以人为本，以人为贵。

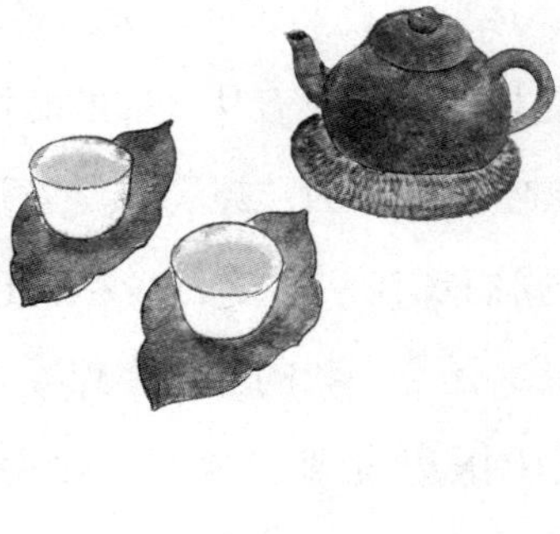

1 中医的营养学和西医的营养学区别在哪儿——以人为本

我一直反复强调中医营养学和西医营养学的区别，或者说我们的美食课和其他人开办的烹饪课，还有一些吃下午茶、搞活动的人有啥区别？

我想最大的区别，就是以人为本。厨师和你都是人，以谁为本？一定是以吃饭的人为主体来说美食，否则就是耍流氓。

现在很多人一说起美食，都是讲食材是多么稀缺、珍贵，获得是多么不容易，食材是多么不容易保存……还有人说某处美食，有多少多少人在排队等，以此来凸显、烘托这个东西。当受到诱惑的人们去了以后把这食物吃一遍，然后拍照片发个朋友圈，就觉得特别满足，虽然有可能吃进肚子里后很不舒服。西方营养学或其他人讲的营养学都在关注吃的东西是什么，里面有什么成分，还煞有介事地分析。我告诉你，任何一类植物、动物身上的成分多了去了，你只知道食物里的这几个，然后拿来说事。

一支足球队场上有十一个人，再加上教练、替补、厨师……人数多了去了，如果只拿踢进球的人说事，这是极端的。头脑简单的人，脑沟回不够的人才会有这种思维。因此，我们讲的以人为本就是说吃东西时一定要知道自己是谁，处在什么样的状态，有什么样的心情。

大家要记住，“我想吃什么”的“想”不是意识，而是发自内心的心神、魂魄的召唤。因为我们现在活得都比较粗，也搞不清楚到底是“我想”，还是“我的魂魄想”，还是“我的邪念在想”。搞不清楚。

因此，**我希望通过中医美食课的学习，慢慢让大家回归到独立守神，回归到本我，找到自己发自内心最需要的东西，这叫以人为本，以人为贵。**

2 适合我的就是最好的

什么叫“犯贱”？

贱的意思是没有自我，就是迎合所有人对他的评价，这种人很容易被人 PUA（被人虐，还替人数钱）。

“犯贱”的原因有三个：第一，不了解自己；第二，不了解自己真实的需要；第三，不了解自己的种族、饮食习惯、肠道菌群、魂魄……然后跟风，今天别人说啥好，就跟着去吃；明天别人说啥不好，马上就不吃。

看看这几十年来，某些科学家说了多少“罗圈话”，一会儿这个好，一会儿那个不好，说了半天，你跟他学了半天。如果你没跟着他说的吃，倒无所谓；如果你跟着他说的吃了呢，吃到最后很可能吃出一身病来。

因此，**贵和贱的标准我们一定要记住，实践是检验真理的唯一标准；科学是探索、认识真理的方法之一，而不是唯一。**因此，**我们要相信几千年来中国传统文化中用人做实验得来的数据。**

以人为本、以人为贵，就是尊重自己的人种，尊重小时候的饮食习惯，尊重父母，——你到底跟谁生活在一起？包括姥姥姥爷、爷爷奶奶的饮食生活习惯，尊重传统的烹饪选材和烹饪方法。

我为什么要说尊重？因为我们现在不提尊重，一提中国传统的东西，马上就被说是土鳖，被蔑视。隔三岔五就冒出一个幺蛾子理论，把我们中国人的传统的饮食习惯打击、PUA 一下，搞得我们很自卑，然后就跟着别人跑，就买人家的东西。

我们活在这个世界上，不知道周围有多少坑在等着自己，我们就像砧板上的鱼肉任人宰割。

厚朴教给大家的是独立思考问题、认识问题的方法，我有自己的价值观，而且经得起质疑或质问。有人说你这种价值观，将来把自己吃坏了、吃死了怎么办？吃坏了、吃死了我认，你能保证按你的科学的方法吃，就吃不死、吃不坏吗？我当时的一个德国学生（德国大使馆的药剂师）得了乳腺癌来找我看病，但是治疗最后出现了一个问题：西医给她的要求是抑制雌激素分泌，不让她来月经；我们认为她有瘀血，必须通过月经排出去。

有的人总说中西医结合。没法结合，那病人怎么办？二选一，病人说："Dr. 徐，你能不能保证我不会再复发，不会再变得严重？"我说我不可能保证。你用同样的话去问西医，他也不可能保证。这样问大夫是不礼貌的，对吧？而病人的想法是：唉！如果你能保证，我就不做抑制雌激素分泌的治疗。我说："你自己选吧。"最后，她还是选了西医。跟她一起上学的同学告诉我，她一年半以后去世了。这就叫"各从其欲，皆得所愿"，如果你选了这个，你就要认定。可怕的是什么？可怕的是你一会儿听这个，一会儿听那个。

因此，我坚定地相信道家或中医传承下来的文化，相信中国人对自然的认识和饮食习惯，而且要把它传播出去。我无意劝任何一个相信西方或西方营养学的人，你吃你的，我吃我的，我有选择吃什么的权利。至于你吃什么，爱吃什么吃什么，跟我毛关系也没有。我们一定要建立起强烈的信念——我在吃饭，那适合我的就是最好的，也因此才有了"胃喜为补""适口为珍"的说法。

否则大家都认为这个好、那个好，别扯了，你认为好的东西，有些人吃了就会要命。比如你觉得花生米好吃，但有些人就对花生过敏，过敏发作后喉头水肿能把人憋死。我们吃东西要以人为本。

怎么做到以人为本呢？

3 永远保持自觉和自感

我讲了半天没讲吃什么，而是先讲你要观察谁吃，怎么做到以人为本。其实，厚朴的学员对这句话一点儿也不陌生，永远保持自知之明，永远保持自觉（永远保持自觉和自感），永远保持自己清醒的感和觉。

自知之明是什么？是意识层面上，就目前为止对自己的族群、人种、饮食习惯的一个基本认识，这需要学。但我说过猫和狗都没上过课，为什么它们活得挺愉快，也尽其猫年、尽其狗年了？

我们都认为猫和狗没有意识，这是不对的！你不知道猫和猫之间也有交流，我甚至相信古人都是能跟各种动物交流的。古代的巫能跟动物交流，黄帝打蚩尤的时候就动用了各种动物，据说其中还有大熊猫。他既然能指挥动物，肯定就跟它们有交流。

我老婆给我讲过一个故事：有个人特别喜欢猫，他就把猫粮做成老鼠、鸟的形状，然后给猫吃，猫粮本身挺好吃的，但猫闻了闻、看了看，一口不碰。这个人就感到奇怪，心想：我对你这么好，你怎么不爱我？我们也经常会有这个问题。

然后他就找了一个懂猫语的人去问那只猫，交流完后那个人说，猫说了，它妈跟它说不要碰红色的东西，因此它看到红色的肉或蘑菇之类的食物时认为不好，就不吃。由于你喜欢红色，就把喂猫的这些东西都涂得红不拉几的，猫看见以后就想起它妈的话，所以它就不吃。他一听，把猫粮染成灰色，猫就吃了。这说明动物其实也有意识的传承。

我说的永远保持自知，你想想，你从小到大接受的来自父母、爷爷奶奶、姥姥姥爷的教育，里面有很多是他们积累的经验，不要说他们不是科学家，不懂科学，就把他们扔在一边。

我小时候就知道锅巴、烤馒头、饭焦能消食化积。等我大了以后上医学院，才知道中医就是这套说法。不是原汤化原食，是原焦化原食，这叫保持自知。

还有我们要摒弃作为中国人的自卑感，外国人一说我们哪里不对，马上就觉得自个儿特没意思，觉得祖先特傻，就否定自个儿，然后跟着人家就跑了。

我们这么多年经历了多少事？一会儿被说猪油不好，吃什么？调和油。一会儿调和油也不好了，吃什么？橄榄油……一说橄榄油就显得自个儿的地中海饮食高大上，顿时少长几个瘤子。因此，现在中国人的“自卑税”交得太厉害了，一点儿逻辑都没有。

4 吃饭前一定要问自己饥不饥、饿不饿、馋不馋

我说保持自觉，就是让大家记住，吃饭前一定要问自己饥不饥、饿不饿、馋不馋。我们现在怎么吃饭？到点了。一个男的总是晚上出去应酬，喝大酒，完了去唱歌、泡脚，然后鬼混，他老婆治他一招——反正我晚上九点要做爱，你爱回来不回来。到点要做爱，人家老公一听就回来了。

我们现在怎么吃饭？到点了。为什么要吃饭？到点了。到哪个点了？到自然的那个点了，而不是到你这个点了。

如果你是健康人，你的生物钟跟自然钟是同步的，到点你就该饥了、饿了，也该吃了。问题是大多数现代人的生物钟跟自然钟不是同步的，而且现在谁规定一天吃三顿饭？没人规定吧，古人都是一天吃两顿饭，只有下地干活的人才一天吃三顿饭。

《白鹿原》里麦收的时候晌午要送干农活的人一顿饭，饭里除了白面还得有肉，而且太阳最毒的时候要歇晌。

如果不考虑自己的饥、饿的情况就去吃饭，饭吃进去以后就是问题，不论你吃啥；相反，如果你真是饥了、饿了，任何东西对你来说都是美味。

极端例子就是珍珠翡翠白玉汤。你按西方营养学去研究珍珠翡翠白玉汤里有什么成分、由什么构成，会发现有食物的残渣，发酵以后腐败的东西。他们眼里没人，而我们眼里有人。

饥和饿有啥区别？饥的反义词是什么？饿的反义词是不饿吗？想过吗？

我们从小就听老师讲不要气馁，“馁”到底是啥意思？就是饿的感觉。

中医有个症状叫饥不欲食，肚子空空的，就是不想吃东西。没有心气支撑你的欲望，没有心气去化这些吃进去的东西，最后这个人就会变成“骷髅”，现在很多模特就是这样的。饥是什么？胃肠空了。

我们经常说吃饭要留有余地，其实就是给胃肠蠕动留下空间。你年轻的时候塞得再满，肌肉就像皮筋，拉长了也能绷回来，但岁数大了就不行了。

5 如果你一边吃饭一边忙别的事，再好的东西吃进去后都会变成垃圾

吃饭要有节奏，要细嚼慢咽，最关键的一点是什么？吃饭是人生中一件重要的事，谁在吃饭的时候看手机、看电视、听新闻，或者跟周围的人

聊天、谈工作，甚至训斥孩子，谁就是天底下最大的“贱人”。

如果这么做，你吃任何东西进去以后都会变成垃圾，再好的营养餐吃进去以后也是垃圾。为什么？因为心不在焉，你的心和神不在那里，气就不会跑到胃肠里去分泌消化液，去分解食物，然后去吸收，你就把消磨的东西放在胃里，就搁在那里，因此你吃进去再好的东西也没用。

《左传》说“国之大事，在祀与戎”，“祀”是跟老天沟通，“戎”是打仗。**家里最大的事是什么？得起火做饭。**一家人围在一起好好吃顿饭，饭前做个祈祷感谢（中国人好像没有这个习惯），心里默念，我比较欣赏一种祈祷词：“感谢上帝在我饥饿的时候给我饭吃。”

饥饿的时候没有饭吃，不饥不饿的时候总给我饭吃，都不合适，最好的方法就是我饥了、饿了，然后有饭吃。这是最好的。

之前我给线下课的学生布置作业，主题是“我吃过最香的三顿饭”。我让大家回忆最香的三顿饭，其实就是要证明一点——你吃得最香的饭跟吃啥没关系，而是跟当时你的状态、心情、所处的环境有关，导致你吃那个东西产生了美好的感觉。

因此，保持自觉要专注、有耐心，想着这个东西怎么这么好吃，它是从哪儿来的，怎么做的。要想这些相关的问题，而不是跟吃饭毫无关系的事，不要去分析。一天就这么两三顿吃饭的时间，如果吃饭的时候你总是那么做，你的神就会特别委屈，特别不高兴，然后就“死”给你看。等神要“死”的时候，你又觉得怎么要“死”了？你早干吗去了。

6 不要养成吃零食的习惯

另外我说过，吃饭是件重要的事，不要养成吃零食的习惯。为什么？说轻点儿是让胃休息休息，说严重点儿是让神休息休息。大家想一想，总是不停地吃零食的人有安全感，还是一天吃两三顿饭，按点吃的人有安全感？有没有想过这个问题？肯定是按点吃饭的人有安全感——我现在不吃，待会儿有的吃。其实，**总是吃零食的人背后有一个严重的心理问题——没有安全感。**

我们现在是把很多病态的心理带到吃饭上，比如生气了，我要吃一顿；跟男朋友吵架了，我要吃一顿……高兴了吃一顿还可以理解，生气了为什么要吃饭？就是靠咬、嚼，然后咽。有人说：“我咽不下这口气。”你咽不下这口气怎么能咽下那口食呢？

我真见过气得会马上身上长包的人。我姥爷以前开了片荒地，在村里种地，以为谁也不管了，结果村里的地头蛇去了，就把青苗（已经吐穗的农作物，再等两个月就能打粮食了）全给拔了。我姥爷气得背后的膀胱经经筋上起了一颗一颗的筋疙瘩。我妈完全遗传了我姥爷，她一生气就会背过气去。

有一次我妈的昆仑穴上长了个筋疙瘩，她就跟我说：“如果长在肚子里，这不就是肿瘤吗？”我一想也是，根据现代科学的理论，就是在某个地方有个占位性的密度很高的东西。其实它是什么？就是一口气。**如果没有食欲，就想办法找医生恢复食欲。**泻心汤也好，补心汤也罢，让自己恢复心气，有了发自内心的欲望，然后去吃饭，而不是强迫自己进食。

因此，**没有食欲的时候不要吃饭，生气以后这顿饭不吃了，过一两天再吃——这就是我的基本观点。**另外，永远要观察自己喝水前渴不渴，而不是说我每天要喝多少水。我渴、我喝，渴的时候喝水就是甜的。你不渴的时候喝水，水就是各种怪味，寡淡，还非得往里加东西。

因此，饥、饿最重要的一点——馋，“馋”这个事就高级了。

7 馋和瘾都是超越物质之上的精神享受，但它依赖于物质

你吃东西是为了什么？肯定是为了充饥，塞满了就行，至于什么口味无所谓。你点两个自己喜欢吃的菜，有可能是因为饿了，想吃这个东西。

真正解馋的食物是通神的，要知道自己馋什么，珍惜自己，永远给自己留个小空间或其他储备，让自己馋的时候能吃东西解解馋。这是爱自己最好的方式。

我妹徐文波爱喝啤酒，人家给她倒啤酒的时候，她就发出嘶的声音。什么叫幸福？这就叫幸福。我爸也爱喝酒，莫名其妙地，我则对酒从来没有感觉。我酒量很大，56° 的二锅头喝一斤没问题，但我从来就没觉得这东西好，也没馋过它。有人爱啃鸡爪，有人爱啃鸭脖，有人爱啃猪蹄，还有人爱吃螃蟹（螃蟹有一个特别恶劣的伤人的方法——让你一次吃够，然后再也不馋了，就吃伤了）……因此我们馋的时候，就总想今天要是能做个自己喜欢吃的菜该多好！

我在上海隔离的时候，上海的厚朴同学给我投喂，他们有一个做得很好的糟卤的鸭舌，我吃光了，还没吃够。不知道南方人怎么做得那么精致。

我觉得真正解馋的东西是量小精致，而且只有自己能体会到个中的滋味，因此要解馋。然后，最高级别就是有点儿过瘾了。比如人们嗑瓜子就

停不下来。我们开年会的时候，我面前会放点儿什么南瓜子、冬瓜子，还有葵花子，我就坐那儿听着，然后就开始吃，一会儿就嗑了一大堆瓜子皮，还在继续伸手抓瓜子。这已经不是我了，而是本我。有些人嗑瓜子嗑得牙都变成了豁豁牙。大家记住，**馋和瘾都是超越物质之上的精神享受，但它依赖于物质。**

我说中国人可爱在哪儿？不依赖酒精，靠吃就能获得精神上的满足，而且这种满足是可重复且不会增加剂量的。你不能说我吃十个鸭舌就不馋了，下次变成吃一百个，不是这样的，只要你吃到那个东西，吃到那个味就能解馋。

因此，要永远掌握能让你解馋、过瘾的东西的来源，保持充足的物质储备。也就是说，只要我想高兴，就能通过这个高兴。就像我小时候有一段时间着迷松花蛋，在那个物资匮乏的年代，你不知道里面流着汤的松花蛋有多么鲜美！

第 2 章

独立自主：好吃不好吃我有自己的标准

大家记住一句话："欲而不知止，失其所以欲。"意思是我是健康的，即使我有食欲，但不需要用意念控制它，自然就会出现欲望的满足。健康人的食欲满足，心火下降，然后会进入下一个循环——食欲满足，心火下降。

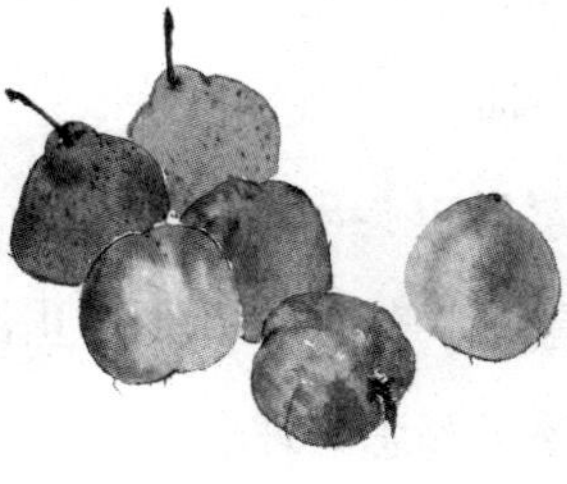

1 想吃什么就吃什么？留点儿念想最好

第一点，我要说一下独立自主。独立自主，基于“独立守神”。有人经常跟我抬杠：“你们道家不是‘各从其欲，皆得所愿’吗？那是想吃什么就吃什么？”

实际上，这种人认为道家“各从其欲，皆得所愿”的意思是想吃什么就吃什么的原因有三个。

第一个是受到了邪恶意识的影响。

比如，你去健身房，马上就有人上来推销蛋白粉，说得天花乱坠，你也不知道蛋白粉是从哪儿来的，是大豆里的、花生里的、还是肉里的？什么都不知道，就叫蛋白粉。然后你说：“我要吃这个。”

第二个是欲望。但大家记住，人有很多病态的、邪恶的欲望，如果搞不清楚这点，反而说“各从其欲，皆得所愿”，这么下去你会把自己吃死的。

人的肾精越虚，性欲会越亢奋，因为知道自己不行了，要赶紧繁衍后代，这是老天设定好的程序。人在病入膏肓的情况下，有些人会不吃不喝，但有些人会出现邪恶的食欲的亢奋。比如糖尿病就是其中的一种，甲状腺功能亢进也是其中的一种。

因为某种病被用了激素后也会出现食欲亢奋，这时该怎么办？如果还是“各从其欲”，那不就是吃？吃到最后饮鸩止渴，火上浇油。大家一定要搞清楚，自己是不是接受了邪恶的理念。

第三，分清自己的欲望是不是正常的生理导致的。

正常的生理欲望是有边界、能满足的。比如健康的小孩子吃完饭以后

体里的另一个信息团、能量场做的决定。因此，对待病态的食欲亢进一定要消食、化积、排痰、破瘀血，这些东西出来以后病态的念头才消失。也就是说，当你控制不了自己邪恶欲望的时候，就去找医生调理！

有人说："我吃了还饿，还想吃，怎么办？"头朝下吊起来，现做的香气喷喷的红烧肉放在他的脑袋底下，他能闻见味儿，馋得流口水，就是吃不着，口水流得差不多了，把他放下来就不想吃了。

欲望去哪儿了？在痰涎里。我们有个成语叫痰迷心窍。因此，很多人的食欲是病态的欲望。

还有一些女生来月经前就想吃冰，怎么办？我教给广大男生的方法是让他们学会做暖男，别总说"多喝热水"，人家就想吃冰。

月经前想吃冰是什么原因？虚火和心火。

木柴的火叫阳火，油燃烧的火叫阴火

大家记住，木柴的火可以用水扑灭，油着火了是不能浇水的，得拿沙土盖住。因此，木柴的火叫阳火，油燃烧的火叫阴火。女性在来月经前，肝火起来以后催动心火，这就是阴火。不能拿冰水浇灭这种火，越浇，不仅火下不去，还把人的胃喝坏了。

有的男生有了性欲，想靠冲冷水澡把性欲压下去。其实是两码事，即使冲冷水澡，性欲的火也下不去，还会让人着凉。这时要给他用清心火或补肾水的滋阴降火的方法，把虚火降下来。

可能这时有人会说喝绿茶好，这种人不是"PUA"，就是"绿茶"。事实上，如果是虚火，是不能喝绿茶的。比如有的女强人说，"我要考研""我要当一把手""我要争取女权""我要争取男女平等""我要让男人也生孩子"等，如果是这些情况，需要黄连、苦参、龙胆草，去浇灭她的火。

如果你的女朋友月经前有这个火，一定要吃丹栀逍遥散（牡丹皮、栀子，加上生地），或者吃知柏地黄丸、六味地黄丸都行，这样她就没有烧灼的感觉。

她想吃凉的，其实她要吃的物理性质的凉和化学性质的凉是两码事。化学性质的凉同样都是苦寒药，有偏清心火的苦寒药，也有补肾水的苦寒药，你选哪一个？如果你懂点儿中医知识，懂点儿营养学知识，你的女朋友就会离不开你。因为她碰到别人都是给她喝绿茶、吃冰激凌，碰到你就不一样了，因为你知道她是虚火。

虚火有个表现叫虚性亢奋，有很多人晚上睡不着，睡不着可以起床，他就起不来，因此叫虚性亢奋。我一般管这叫诈捐，比如我要捐一百万，到落实的时候说没钱。你没钱就别捐，为什么要捐呢？这就属于虚火。

我说："要做自己欲望的主人。"就有人说："你们道家主张'各从其欲'，为什么要做主人啊？"

如果你是健康的，你就永远跟着自己的欲望走；如果你知道自己有点儿不健康，那你就用学来的知识去矫正自己的不健康。比如你看今天下雪了，就觉得应该吃冰棍。为什么？因为今天下雪了，有冰。

夏天也可以吃冰棍，什么时候吃？下冰雹的时候，那会儿人的肚子是热的。

3　尊重自己的食欲

做欲望的主人，就是永远要知道，保持自觉以后知道自己饥不饥、饿不饿，然后馋不馋。即便是饥了、饿了的时候，也能做到该吃我吃，不该吃我不吃。

什么意思？比如我饥了、饿了的时候，端上来一锅云南蘑菇，红伞伞，白杆杆，香气很诱人，吃完了大家一起躺板板。

我建议大家，永远要做控制自己食欲的主人，但要发自内心地尊重自己的食欲。

这句话不矛盾，包括斋戒、轻断食、辟谷（我知道有一些性格很偏激的人会选择多少天的辟谷，随便就去了，结果走路都栽跟头，这就有点儿过了），总之，要做好准备，要做控制自己食欲的主人。

如果今天早上起来，看到老婆或老公已经把早饭做好了，做的是自己挺喜欢吃的东西，也是按节气做的，但今天就是没食欲，不想吃，怎么办?

那就不吃，而且不要带着情绪说我不吃，要把这件事跟人解释清楚，也别跟人甩脸子。

糖尿病人特别想吃甜的，特别想喝水，这时大家记住，一个方法是找大夫看病，另一个方法是不喝，就咽唾沫。看着水咽唾沫，这是一个自我拯救的方法。

如果做自己食欲的主人，就能打破一个恶性循环，让自己获得一种健康的新生。

如果没有这个定力和毅力，学多少知识都没用。而且现在物质极大丰富，饮食都是营养过剩。

春天有人爱吃韭菜，我告诉你别吃了，只要是买的大棚里的韭菜，全是农药。有一年，我们开车从济南到青岛，一路上看不见土地，全是大棚，大棚里的温度、湿度都好。这个好是对谁好？对菜好，对虫子也好。虫子在这么好的环境里恣意生长，怎么办？人们就开始打农药，而且他们打药的时候都戴着防毒面具。这种韭菜要长好几茬，产量高，卖的价钱也好，但最容易烂根，会长一种特别白的虫子，怎么办？就得打农药。既然这种韭菜不能吃，那怎么办？自己种。有人说打药，我说让我徐文兵打药是不可能的。

我的烟头、烟屁股，艾灸后剩下的那个残根和上水、辣椒面一拌，然后一喷，虫子们被辣得一个个涕泪交流。

4 做自己的主人，永远要知道自己吃的东西是从哪儿来的

做自己的主人，永远要知道自己吃的东西是从哪儿来的。因此，我们可以适当地去参加一两次轻断食和辟谷的训练。如果不参加也可以，但永远要等到自己饥和饿的感觉出现的时候去吃饭，这是什么？你的身体已经准备好了。否则，我举个不恰当的例子，我就认为你在强奸自己的胃，胃都没准备好你就往里塞。

回到开头提到的独立自主，独立自主的背后还有一套严密的逻辑——我希望厚朴恢复分餐制，即便大家围在一张桌上吃饭，桌上应该有公筷或公勺，目的是咱们的饭不要互相污染。

永远保持自己个性的独立，意思是我不会因为别人说这好吃就多吃点儿，好吃不好吃我有自己的标准。

然后去吃适合自己的东西。我曾经说过一个“膳”字。什么叫膳？膳就是你这顿饭该有的主食、肉、蔬菜、汤汤水水，还有酱（古代人叫“不得其酱不食”），不时不食。整个一套完整的一盘东西，日本人把这种饮食习惯保留下来了，他们管这个盘子叫膳盘。

日本的漆器也做得很好，我非常喜欢。将来厚朴的食堂我会慢慢地、一点一点地做规整，每人一个膳盘，有酱汤、臭豆腐或酱豆腐。

以上这么一个完整的东西，就叫以人为本、以我为主，就是独立自主。

第 3 章

口传心授：有一个爱做饭且会做饭的家人，是多美好的事

吃喝这件事真是内在美，如人饮水，冷暖自知，我吃好了、喝好了，就是我受益了，你们爱怎么着怎么着。这里面有一种传承，一定要有意识地培养孩子对做饭的喜爱，至少不厌恶，不能让孩子形成一种做饭就是地位低下，或者做饭就很烦琐、麻烦的意识。

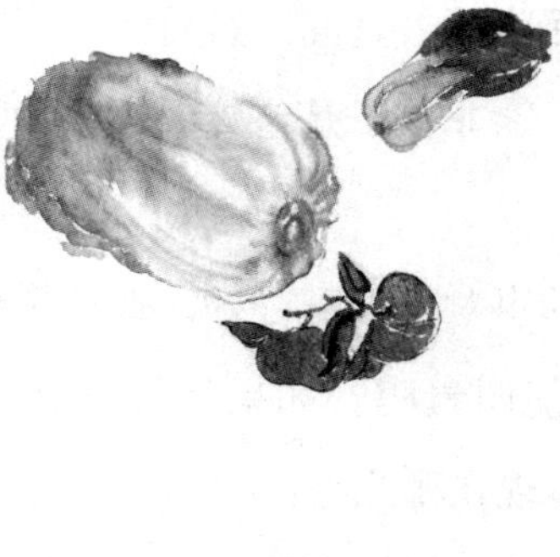

1 “三辈子学会吃和穿”

口传心授，是什么意思？我们院里有棵大柳树，那里原来有口渗水井，有块湿地，2013 年还是 2014 年的时候，我有意识地在那儿插了几根柳木。结果柳木长成柳树，还长得很粗，我让学员在那里立个碑，碑上写“十年树木，百年树人”。等我死去多少年以后，后人便在上面写一个“徐文兵手植柳”。

现在看这棵树就很震撼，七八年不到十年的光景长了那么大，但大家想过没有，为什么叫“百年树人”？把你从一岁开始培养到一百岁，然后你死了，有人考虑过这个问题吗？

三代人！所以我们还有一句话：“三辈子学会吃和穿。”千万不要以为吃饭这个事，就是在网上一搜，菜谱一看，照着视频就会做了，别胡说了，这么做饭跟机器人做饭没啥区别。

大家记住，**如果没有用心、没有用气、没有用情，那么吃和穿的传承是延续不下来的。**

培养一个贵族需要三代人。这三代人除了知识的传承和积累以外，一定要有父母对他的言传身教、口传心授，这是一种气氛的感染。

如果父母整天在外面应酬、鬼混，然后回到家里不开火，孩子怎么可能变成一个会做饭的人？除非孩子是住校的，在食堂勤工俭学做帮厨，但大概率这是不可能的。

我们说贵就是所做的事对你的身心好，那如果你做的任何事都是伤害自己的身心健康的，这能叫贵吗？如果父母不是一个热爱生活、热爱吃饭、讲究吃饭的人，贵体现在哪儿呢？

至少有一点，尽管不下厨，但知道怎么做，知道该吃什么，然后会指导别人去做，这也是中医美食课培养的一个方向。

2 配饲料和做饭的区别在哪儿？在于做饭的人心里有没有这个东西

我希望大家记住《黄帝内经》中的一句话：“心能备而行之乎？”

我以前总飞日本，在全日空的飞机上看过一些当时很新的片子，其中有一部片子讲了一个人怎么上的法国的厨师学校，然后大概也就两三年的时间，他做饭就会看菜谱，因为菜谱上的用法用量很精确，他后来变成了国际大厨。我心想，这种做法就是给猪配饲料啊。

配饲料和做饭的区别在哪儿？在于做饭的人心里有没有这个东西。

如果做饭前我的心里有这个东西，先热锅冷油，等油七分热冒烟了，下葱、姜炒出香气，然后下一步做什么，整个过程在脑子里已经形成了一个象，接下来就需要用行动去应象。好比你先有个梦中情人，然后那个人突然出现在你的面前。

如果你的心里没有这个东西，那么跟机器人没啥区别，跟设定好的机器，用机械臂往里放东西炒菜没啥区别。因此，我们做饭应该有一种心神在那儿、气场到那儿，然后通过自己的手灌注到菜里。你炒出的饭菜是有灵魂的，吃饭菜的人能吃出做饭人的心情。因此，我们要记住这句话：“心能备而行之乎？”

我每次教学员做菜，会教步骤，大家看完以后默默地坐着用脑子想一遍，等到没有任何障碍，再去备料做。

做饭的时候千万不要旁边站着老公或老婆说下一步该干吗，这样你炒出的食物支离破碎，不是不能吃，而是饲料，因为背后没东西。

我们要吃背后有东西的食物，而且我们能吃出来什么食物是机器做出来的，什么食物是人做出来的；什么食物是在高兴的状态做出来的，什么食物是在难过的时候做出来的……

我最早也不相信这一点，后来跟桃子老师学泡茶，发现不同人泡一杯茶是有区别的，我就知道这些东西是存在的。

中医美食课跟西方营养学课最大的区别是，他们讲饲料的配置，我在讲做饭！这就叫口传心授。口传心授这个事，没法说，就是：**你有一个爱做饭且会做饭的家人，是一件多么美好的事情。**

3 有知识、有学问的人做了厨师，会给厨师界带来革命

做鱼的秘诀

我从小在内蒙古姥姥家长大，有得有失——母乳断了，跟家里的亲情有点儿断，但在内蒙古吃得比在大同好，因为内蒙古是牧区，牛羊肉是有的吃的，而且我的舅舅说我吃的是炼乳（浓缩的奶制品）。

从小在内蒙古吃得好，回大同突然吃得不好，因为当时粮店由政府开设管理，民众凭粮油本或粮票购买粮食、食用油。在这种吃得不好的情况下，有一个特别爱做饭的父亲，是多么幸福的一件事！当时我父亲做饭的时候，我就在边上看，也帮着打打下手，因为那会儿是灶，所以需要拉风箱。当时，蒸一锅馒头大概需要拉风箱拉二十分钟，后来有了电吹风，我

们才得以解放了双手。

大同出煤，全是大块锃亮的动力煤。我当时的任务是，拿个锤子把煤敲到能放进炉子和灶里的大小。而且我们那会儿没有上下水，我得去院子里挑水、倒泔水，就干这种粗笨的活。但是我会跟父亲学做饭，他喜欢做饭，做一盘菜他先吃三分之一再上桌（这是我姥姥说的）。

“心能备而行之乎”，证明他做出来的菜果然很好吃。我记得自己能帮打下手的一个活是开罐头，那会儿罐头是美味啊，我到现在还记得罐头口蘑，虽然现在能吃到新鲜口蘑，但也不是以前的味道了。因为罐头口蘑比一般蘑菇嫩而且结实，跟吃肉差不多，我经常开了罐头会先偷吃点儿。

还有帮我爸剥松花蛋，松花蛋剥开以后有雪花的花纹，黑底白纹特别好看。然后拿一根线，将松花蛋割成六瓣，放点儿姜末和醋。

经我爸的传授，我做得最好的是干烧鱼，以前我们吃的都是冷冻的带鱼，在那个年代没办法吃到新鲜的鱼。等我们能吃上新鲜的鱼的时候，已经开始是养殖鱼了，基本上是两类——鲤鱼和草鱼。

还有一段时间出现过罗非鱼，罗非鱼偏扁。我爸教我做鱼就两个秘诀，一个是必须放猪油和五花肉，因为鱼虽然鲜，但不香，而且鱼的脂肪很少（三文鱼和有些鳕鱼会有点儿脂肪）。有脂肪就解馋，因此我爸跟我说一定要放猪油和五花肉。

另一个秘诀是，做鱼想好吃一定要虐它，怎么虐？我学习做饭那会儿跟人看部队的录像带，在鱼背上接近头部和尾巴的地方砍两刀，然后掰开看里面有白色的筋，要把它挑出来，人们说这叫腥线，就是让鱼发腥的那条线，我还真这么做了。后来又深入学了才知道，那是鱼的一个神经纤维，腥不腥的跟它没太大关系。

现在你到农贸市场买东西，基本上都帮你收拾好了，但这里可能有一个特别大的坑——收拾好的那条鱼不是你点的，你当时挑了一只活泼的鱼，称了一下几斤几两，然后放进一个黑袋里，让店家帮忙收拾，拿回家发现不是那味了，所以宁可拿回去自个儿收拾。注意别把鱼胆弄破了，我曾经好几次把鱼胆弄破，那一锅全是苦的。

为什么要虐这条鱼呢？大家记住，河鱼都有土腥味，鲤鱼、草鱼的土腥味特别大，去掉土腥味的方法就是虐它。

炸鲜鱼一定要过宽油，别煎，煎就是一层薄油，做带鱼那种小薄鱼可以，做这种几斤的鱼一定要炸，然后入锅，料酒一喷，把汤汁、开水倒进锅里，炸完后的鱼就开始饥渴地吸收外面的汤汁（相当于把人饿半天，给口水喝），不管多厚的鱼，味道全能进去。

因此，我一般做一条干烧鱼，没有其他太多的作料。做鱼一定要放大料，做羊肉千万不能放大料。我做的干烧鱼基本上都是被秒光，自己一个人吃，还能剩点儿鱼汤做鱼皮冻。别买阿胶，阿胶那么贵，做鱼时多放点儿水，多放点儿猪肉、猪皮、猪油，然后跟鱼的蛋白质放在一起，就凝固成鱼皮冻。鱼皮冻要么攊着吃，要么第二天回锅加点儿醋和胡椒。

想吃什么自己随时就做了，背后的秘诀就是热爱生活

美食课专门有几节教大家怎么做剩饭。剩饭，北京人叫折箩，我看网上有一帮人把刚刚炒好的饭全折到一个大盆里，然后给人端去，我说："行，喂猪吧。"一个菜一个味，唤醒不同的消化器官，分泌不同的消化液，混到一起就不是那个味道了。

折箩不是说废物利用，而是有些东西必须放一天以后才好吃。比如蛋炒饭，刚蒸出来的大米没法做出好吃的蛋炒饭，必须放到第二天，再拿去做蛋炒饭。这是剩饭吗？这不叫剩饭，是为了做正常饭做的备料。

尤其是吃完鱼剩下的没捞干净的鱼肉，或者鱼皮冻、鱼头什么的，回锅做一道汤。如果你当天酒喝多了，第二天喝这道汤可以直接醒酒。

同时，这道汤的滋补效果远胜于阿胶，这些都是我爸传授的。我现在说起来都直流口水，然后我每次做完饭看他们吃得那么香，我就觉得他们

太可怜了。

为什么？我想吃什么自己随时就能做了。背后的秘诀是什么？就是你热爱生活，热爱这个东西。因此我要把这个方法推而广之。你一定要会分析。印度人为什么吃咖喱？因为印度天气炎热，肉材不好保存，稍微有点儿味，必须用咖喱的重味去掩盖；如果食材是新鲜的，就没必要那么重口味。

做冻带鱼就得红烧，为什么？冷库里放了多长时间？在福建，虽不是活带鱼，但新鲜的带鱼清蒸就好吃。

喜欢做饭，但是不爱洗碗，说明三焦有问题

如果我们这些有知识、有学问的人做了厨师，掌握了厨艺，我告诉你，会给厨师界带来革命。为什么？

以前人们都认为自己考不上大学，上个厨师学校，学点儿技术就完了，也不会问为什么。但我会问！我接触的几位烹饪大师，比如大董、屈浩，每次他们都愿意跟我聊天，为什么？因为我会问，问的问题还正好挠到人家的痒痒肉，这是学中医美食课的优势。

很多人说，如果父母做饭做得好，就会出现一种情况——孩子不会做饭。但这不是孩子不会做饭的理由，就是被惯坏了。应该是父母做饭好，孩子也做饭好，这才是对的。我妈做饭不好吃，但她当小工特别好，剥好葱、蒜，切好了备用。我就喜欢这样的人。

还有很多人喜欢做饭，但是不爱洗碗，不爱收拾。只要对洗碗收拾产生厌恶，就说明你的三焦有问题，赶紧找大夫调吧。

厚朴的藏象课上讲了，三焦是负责胰腺中焦清洁的，胰腺功能弱了以后，人就特别邋遢；胰腺功能亢进，人就有洁癖。两种都不对，得找大夫调。

不要忽略这件事，小时候我们班排着队去刷碗，我是最厌恶刷碗的一个人，那会儿没有自来水，都是烧好水刷碗，洗完了再把泔水倒了。

4 要有意识地培养孩子对做饭的喜爱，至少不厌恶

孩子爱做饭，离不开父母的言传身教

如果说三辈子学会吃和穿，那我的父母就算第一代，我已经算第二代了，我再传承下去就是第三代，第三代肯定是会吃、会喝，讲究吃、讲究喝的人。再往前倒，我妈的老师马衡枢马先生就是个讲究吃、讲究喝的人，穿得破衣邋遢，家里跟“偷吃的碟”（大同话）一样，意思就是跟要饭的人住的地方一样，没有任何价值，但人家一撩肚皮，内在足。

因此，吃喝这件事真是内在美，如人饮水，冷暖自知，我吃好了、喝好了，就是我受益了，你们爱怎么着怎么着。你们穿得好看是为了让别人觉得舒服，我是为了自己。这里面有一种传承：**一定要有意识地培养孩子对做饭的喜爱，至少不厌恶，不能让孩子形成一种做饭就是地位低下，或者做饭就很烦琐、麻烦的意识。**

我看到网上有很多视频，小孩子四五岁就开始踩着凳子做饭，我觉得这是培养孩子正确的做法。我小时候第一次学做饭，大概是没上小学六岁多的时候，那会儿我们家双职工，我和徐文波在家。很多人记忆中都有这样的场景，小孩子的脖子上挂着钥匙出去玩。我们那会儿连挂钥匙的资格都没有，直接被锁家里。

被锁家里的时候我干过两件牛的事。第一件事，我心疼家养的鸡没食，就从家里的面柜里捧出一把白面放在鸡食盆里，然后觉得颜色太单一，又捧出一把玉米面，浇一瓢凉水搅一搅，切点儿菜叶，就让鸡吃。

鸡过来看看不吃，我就按着鸡的头说：“你怎么不吃？”我爸回来以后看到从面柜到鸡食盆，面撒了一路，又看到一盆没被鸡吃的食，噼里啪啦

揍了我一顿，他一点儿都不考虑我爱鸡的心情，也没指示我说把食熬熟，鸡就吃了。都没有，就噼里啪啦把我揍了一顿，然后呢，我爸是真直男啊，第二天给我蒸俩糠窝窝。

糠做的窝窝特别不好，因为没有黏性不好成型。也不知道他怎么就捏了俩糠窝窝让我吃，给我做忆苦思甜教育，我妈拦住不让我吃。可我不是浪费粮食啊，我是热爱啊！这是我干的第一件事。

第二件事，鉴于我这么爱做饭，我妈说："做饭第一步，你学熬小米粥吧。"怕我不会烧开水，先倒俩暖壶的开水，然后给我盛出小米，教我怎么淘米，告诉我水和米的比例。然后我就淘好了，把锅放在火上，锅快烧红了，我的脑子里突然蹦出个问题：先放米还是先放水？

为什么说我们学东西要去实践？因为不实践，你都不知道自己学的有多少欠缺。米淘好了，暖壶放好了，好比一头驴的左边一堆草、右边一堆草，最后驴饿死了，为什么？因为驴不知道该吃哪堆草。

最后，我急中生智，把淘好的、湿漉漉的米先放入锅里，但锅是烧红的，就开始冒烟了。我一看冒烟了，赶紧拧开暖壶把水倒进去。

晚上我的小米粥获得我爸的高度评价，他说："你这个小米粥熬得好，还有股炒米味。"内蒙古人喝奶茶就放炒米。

这是我第一次做饭，是家长有意识培养的。

第二步我就学蒸馒头。我们现在都学外国人用酵母发酵，温度够了，发酵了不用兑碱直接就能蒸，大家都图省事。

背后的逻辑在哪儿？自然和的面把它放那儿，会有乳酸菌进去发酵，这就是面肥，也别指望老面肥，就是自然空气中存在的菌，进到面里发酵以后产生乳酸。你拿碱中和一下蒸出的馒头又白又宣，吃到肚子里对身体还好。

我学揉馒头大概用了两年的时间，为什么不好做？因为兑碱不好掌握，碱大了蒸出来的馒头是绿的，吃起来是苦的；碱小了蒸出来的就是死面馒头；碱兑好了，蒸出来的就是开花馒头（馒头上面绽放出三个裂纹，跟咧着嘴笑一样）。

碱兑好蒸出来的馒头是越嚼越甜、越嚼越香，然后你直接就把现蒸出来的馒头放到煤火灶坑里，烤出来焦黄的部分可以消食化积！

这就是我小时候学的，后来怎么过关的呢？兑好碱了也不知道碱大还是碱小，就拿根筷子卷一个小面团放到火里烧，烧一会儿掰开看气泡，如果气泡是均匀的，碱就对了；如果没有气泡，就说明碱小了；如果面团是苦的，就说明碱大了。就是这么试过来的，到后来不用烧了，兑完碱以后凭手感，兑好的面是柔软、筋道的，越揉越带劲。这就是我从小父母的言传身教。

会蒸馒头，蒸花卷、蒸包子、蒸糖三角都是手到擒来的事。会蒸馒头以后都不屑于去做面条，为什么？因为用死面做的东西吃到肚子里不舒服，用发面做的东西好吃，就是这么个道理。

做饭不仅是为自己，还能引导别人也给你做你爱吃的东西

另外，我说做饭是为自己，但不可能不利他，在利他的结果上一定要收获、回馈，引导别人也给你做你爱吃的东西，千万别觉得这是自私。

我当时有一个特别悲凉的故事：我爸爱做饭，今儿如果我爸不伸手，就没好吃的。后来我爸生病了，所有的年夜饭都是我做，初二我又不存在回娘家的问题，因此我就负责在家里招待我那两个可怜的妹夫，他们很不幸地娶了我的两个妹妹，我得做一顿好饭招待。我就把年夜饭的责任和初二做饭的任务承担下来，大家都吃得很高兴。

故事悲凉在哪儿呢？因为我们都是在山西长大的，按照山西人的习惯，爱喝小米粥，我爸是河南人，爱吃面条。结果有一次我爸不舒服，就没做饭，我们几个孩子熬了粥、做了菜在那儿吃，吃得挺高兴的，我爸就

很悲凉地自个儿起来煮了碗挂面，拿酱油、醋、葱花调味浇在面上吃。

当时我看到我爸在吃面，心里特别不好过，因为我爸都是想着让大家吃好，我们几个人里却没有一个想我爸爱吃什么，按他的口味做一点饭……

后来意识到这一点，我就开始主动做饭了。我记得那会儿我爸为了让大家吃了高兴，照顾我俩还没长大的妹妹，我爸最后一道菜总做小姑娘爱吃的甜口的拔丝山药、苹果、红薯，整个家庭的高兴劲就来了！

后来有一次我就把这个遗憾弥补了。2002年的时候，我一个同学在地下室注册下来门诊，我就借他的地方出诊。

有一天，楼上下来个打篮球崴了脚的大高个儿小伙子，他边脱臭烘烘的运动鞋边说："我这儿疼。"我说："你别脱，穿上！我闻不得这个味。"他说："那你怎么治？"我说："把手伸出来，你足太阳膀胱经疼，我给你扎手太阳小肠经。扎完以后，走两步，就带着针走。"他照做后说："不疼了，不疼了。"

这个方法，大家记住叫缪刺，对于急性疼痛，让患者说哪个部位疼，然后找他对侧扎针就行。

第二天他的奶奶下来说："哎，听说你给我孙子扎一次就治好了？"

我说："老太太，您有什么问题？"她说："我就是腰疼！"我说："行吧，那就扎腰呗！"

可以不扎腰，也可以扎肚子，我给老太太扎的腰。

老太太扎针的第二天腰疼缓解了，她特别高兴地说了一件事："你给我扎完针，把我十多年拉肚子的毛病治好了。"

我肯定是扎的大肠俞、命门、肾俞。

她说："我拉肚子拉了十几年，大便不成形，你给我扎完，我回去居然拉出了成形的便。"老太太除了交诊费以外，还给我拿了一盆河南焖面，我带回家了。

当时我还住在定福庄，我爸吃到焖面的时候哭了！后来一聊发现老太太的老家跟我爸的老家就隔着一个村，我们在河南临汝县白纸坊村，白纸坊村分上白纸坊村和下白纸坊村。

那碗焖面就是原汁原味家乡的焖面，把我爸吃哭了，这不完全是食材的问题，还有什么问题？这是对家乡的情感、肠道菌群、魂魄。

说到这里，其实，很多无形的东西就是现在研究出来的肠道菌群的问题。我爸在病重的时候，他大便的味道极其恶臭，这就是不正常的。

小孩拉出来的粑粑臭，那是健康的臭。人病了以后肠道菌群就病了，现在的西医搞肠道菌群移植或粪便移植，把健康人的粪便注射进肠道内。土壤变了就长不出原本的苗，注射进去也没用，你要改变土壤。

就是这个问题，大家别做无效劳动，培养出一帮不做饭的孩子和白眼狼。等你做不动饭时，居然没有一个人按你的口味给你做饭，那你就白活了。

第4章

做饭、吃饭的“道”“理”“德”

曹操说：“养怡之福，可得永年。”很多人解释这句话时七扯八扯，不识字，其实，怡就是怡口通心，通过吃饭把心神伺候好了。因此，你别整天想着功名利禄才能让自己高兴，每天把饭吃好了，就会觉得生活很美好，这叫发心起愿！

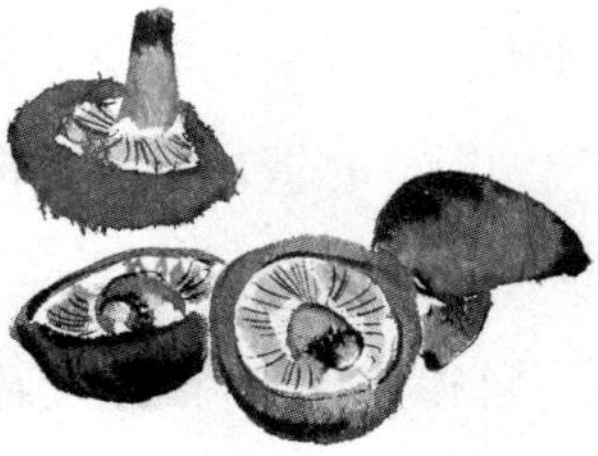

1 道：一定要通过做饭、吃饭让心神感到愉悦

每天把饭吃好了，就会觉得生活很美好

升米恩，斗米仇。会做饭偶尔给大家做一顿，大家会特高兴；如果天天给大家做，大家都认为这是你应该的，永远不要做这种事。对一个人好，不能一直好，要吊一下胃口。谈对象也是这样，不能总当“舔狗”，适当舔一舔就不舔了，让他想想，没人舔的时候是不是很难受。

厚朴的校训是什么？“认识知觉感悟”，放之四海而皆准。这是本篇讲的一个重点。

表现在哪儿呢？就是做饭、做菜绝对不只是技术和饭菜的问题，落实到哪儿了？技术、饭菜是最后两个，更重要的是什么？在技术、饭菜的层面上有更重要的东西，这是厚朴要传承的，如果你认为我就是讲怎么做饭、怎么吃饭，那就想错了！

我要讲更高级的东西，第一个是道，这个道你可以理解成天道，我不是讲季节，季节应该是“法于阴阳”的“法”。这个道就是发心起愿，也就是说我做饭的目的是什么。老天爷赋予我这么一个肉身，我是一个想身心健康的人，一定要通过做饭、吃饭让我的心神感到愉悦！让我的心感到怡，就是这么一个目的。

曹操说：“养怡之福，可得永年。”很多人解释这句话时七扯八扯，不识字，其实，怡就是怡口通心，通过吃饭把心神伺候好了。因此，你别整天想着功名利禄才能让自己高兴，每天把饭吃好了，就会觉得生活很美

好，这叫发心起愿！

大家记住，吃饭有两件事特别重要：一个是气，一个是味。我们现在都注重口味而忘记了气。记住啊！**如果你的鼻子不通气，在闻不到食物香味的情况下，就别吃这个东西。**

因此，我们做饭一定要讲气和味。味已经被人讲烂了，就是酸、苦、甘、辛、咸，扩大一点：酸对涩，苦对焦，辛对辣，咸对鲜，甘对淡，可以有十个味。但没有人讲气，气是通阳的，味是通阴的，只要闻到这个味，就代表你的消化腺开始工作了，口水、胰液、胆汁就开始分泌了，意思就是我准备好了；如果没闻到这个味强行吃进去，那就是“胁迫”。很多人说吃下东西就在那儿搁着，废话，身体都没准备好你就塞进去了！

其实，我们中国人做饭有一个秘诀——炝锅。想过没有，你学会炝锅，基本上出去都可以应聘中餐厨子。再学会颠勺，基本上迷倒一片。一寸长一寸强，你只要比别人多会一点儿，就比他们高级很多。什么叫家的味道？什么叫妈妈的味道（我们家是爸爸的味道）？只要炝锅的味道一出来，大家记住锅气就出来了。你拿着料理包在微波炉加热，那个味道一消失，做出来的就是没有那个气，吃到肚子里就消化不了。

让你的心神怡，这就是我们的目的

我们一定要善于利用各种调料，振奋自己的阳气。比如芥末，葱辣鼻子蒜辣心，芥末辣得鬼抽筋，当你闻不到味道的时候来口芥末，马上涕泪交流。这就对了，外部表现是涕泪交流，肚子里的表现是什么？胃肠道黏液的分泌。因此，永远不要为了学外国人吃饭而吃冷餐，去冷餐会喝点儿冰啤酒、冰葡萄酒，再打个蓝白相间的灯光。我参加过很多追悼会，之前送我老丈人的时候，亲戚朋友送到火葬场，我们就在外面等。火葬场做得非常好，山清水秀，里面的工作人员都打扮得西装革履，没有阴暗、猥琐的样子。然后就开始上啤酒、简餐，我一口也吃不下。在火葬场怀着那样的心情，再喝杯冷啤酒，我直接死了算了。

杜甫说："朝扣富儿门，暮随肥马尘。残杯与冷炙，到处潜悲辛。"炙是什么？不是烤肉，就叫炙肉，烤是肉在火边上，炙是肉在上面，火在下面。本来是热乎乎的，趁热吃口东西。结果变成什么了？冷炙。因此，我一直很反对人们吃凉菜，除非你喝烧酒或喝烫的温酒，可以吃点儿凉菜。

中国人的胃真是吃不了凉菜。所以，在道的层面上大家记住，生气通天。鼻孔通天，一定要把鼻子养护好，不要乱剪鼻毛，鼻孔外的可以剪一剪，没露出来就留着吧。很多人拔鼻毛，拔得鼻孔黏膜都破了。很多人鼻塞或流鼻涕，就喷扩张血管的喷雾，最后把鼻腔黏膜全破坏了，一辈子闻不到香味，那你吃什么呀！吃任何东西都味同嚼蜡。记住，"道法术器"的道是心神，敬畏心神、敬爱心神、养护心神。

让你的心神怡，这就是我们饮食的目的，这是道，任何发心起愿都是这个。

2 理：一方水土养一方人，小时候的饮食习惯一定要保留

你小时候在哪儿生活，你的生活习惯就会受哪儿影响

第二点叫理，就是一方水土养一方人。你小时候在哪儿生活，你的生活习惯就会受哪儿影响。我到哪儿就应该遵从当地的生活习惯吗？不对，你骨子里的东西变不了。到任何一个地方，还是要保留一下自己小时候的生活习惯，尽可能去找到小时候的食材，然后学会烹饪方法。

我们老家最高级的主食就是用黄米面蒸的糕，我妈与时俱进，现在都

能拿微波炉做糕。糕面和好了裹上保鲜膜，放进微波炉，噹，一块金黄软糯的糕就做好了！

因此，小时候的饮食习惯一定要保留，别觉得自己是土鳖，就学人家的洋范儿，早上起来一杯牛奶、两片面包、一个苹果，不用吃，说一遍我都难受，最关键是要适合自己。你真能做到“心能备而行之乎”，把做饭的过程走一遍你已经饱了，因为这个过程在心里已经实现了。

真正的好厨师都应该是瘦瘦的。为什么？因为做饭的时候已经闻够了，把肚里的食消化完了，就不想吃了。越胖的人越容易得病，做饭的人最后都是很慈爱地看着别人吃，自个儿一口都不想吃。为什么？生气通天。在我看来，想减肥有个很好的办法——做饭，闻味。

一方水土养一方人，你要尊重你所生活的环境的饮食习惯。你到了北京以后，会发现北京其实是美食沙漠，为什么？北京是两个极端——商务宴请，是美食的天花板，做到了极致；普通老百姓做的饭也非常好吃，但那些东西都上不了台面，比如炒肝、卤煮、苏造肉、灌肠等。灌肠是全淀粉，拿猪油煎，还不能切得规则。为什么？灌肠有个特点，就是不规则，有的薄、有的厚，煎的时候薄的地方焦了，厚的地方正好嫩，吃到嘴里就是满足老百姓吃不到肉时的嘴瘾。

分析北京的美食，就是商务宴请的昂贵吃法和很多普通人穷开心的吃法。缺什么？就缺到南方以后随便去家馆子都好吃，服务忠诚的饮食。因为你的消费能力不足以养水平特别高的厨子，高水平的厨子去了会所或高档餐厅，没啥水平的厨子就去做卤煮，中间这一档水平的厨子做什么？做半成品料理包去了。

与其这样，我说要么不下馆子，要下就下让我心疼的馆子，吃一顿很心疼，你就可以推测他不会在食材或工艺上做手脚，因为钱花到位了。而服务、菜品中档的餐厅，宁可不去。

吃应季、当地产的东西，能得天地之气

我们经常说地道或道地，其实这个词是两个意思，地是一方水土，道是天时。如果这个东西长在这个地方，但不按正常生长的季节去做，它也不是那个味。

比如我在日本做水萝卜，清明撒的种，我没间苗。为什么没间苗？因为我就没打算吃萝卜，我要吃萝卜缨。我把家里绿油油的草坪刨出三块空地种粮食，是跟我老婆商量过的，我老婆还同意了，她为什么同意？她说前房东太太跟她说了一句话："我老公当年就想种点儿菜，我不让他种，我要赏花。现在我老公没了，我特想让他种。"小川接受了这个教训。

我清明种完以后大概一个月，就开始收割萝卜缨。你们认为鲜是什么？鱼加羊才叫鲜吗？我告诉你，地里现拔的菜下锅就是鲜的。我们去四川爬山，爬厚朴山上来以后，人家现挖土豆给我们炖了一锅，我的妈呀！那个汤鲜得我直嘬牙花子，难以忘怀！

切现摘的菜有快感，脆生生的，而且切下去它会冒一股香气，不像现在超市里的菜那种半死不活的感觉。

这茬萝卜缨收割完大概两个月以后，我又撒了种子，但是收割起来就不是那个味了。因为它有自己生长的时间，在那个时间长出来有生发之气。给厚朴供货的商家，我的基本要求是你要是有大棚，你爱种什么种什么，跟我无关，别给我送，我只要敞天种出来的。有人怼我一句："地膜覆盖行吗？"我说："勉强吧。"地膜覆盖是为了保持墒情，也就是土壤湿度，因此盖一层"被子"，让它提前发芽，但最好的就是什么都别加，就应季当地出产，吃那个东西真是得天地之气。

逛菜市场有一个目的，就是买到应季的、当地产的菜。但菜市场的菜有可能是天南地北各路的大棚菜，心里要知道哪儿是哪儿，最好在当地有一家特别好的供应商。

很多人觉得秋冬没有吃的，什么叫没有吃的？秋天有很多菜，冬天吃地里刨出来的菜，比如萝卜、红薯、甜菜疙瘩等。老天爷告诉你，到什么季节该吃什么菜。冬天吃干菜，别吃绿叶菜，这是我们讲的地利。

3 德：通过做饭可以培养非常好的人际关系

通过做饭可以培养非常好的人际关系，这就是我说的德。

德是什么？大家记住，只要有双人旁，就会发生关系，就会出现比较。我姓徐，徐是什么意思？两个人走路，肯定有个人比较慢，就叫徐。德就是人跟人发生关系，如果发生的关系符合天时、地利，就叫有德，不符合就叫缺德、背德。

你讲究天时、地利，还会做饭，你就可以通过做饭，处理好跟父母、岳父岳母的关系。我到日本做了一道韭菜炒墨斗鱼，香得我老岳父把盘子都舔干净了。日本人把不会做饭说成保留食材的原味，也好，至少不糟践食材。他们吃过纯墨斗鱼，也吃过韭菜，但从来没有把这俩放在一起，不知道炒菜的先后顺序。炒墨斗鱼有个诀窍，千万别想着把它炒熟，肯定是焯熟，再把韭菜炒出香味，把墨斗鱼放进去，最后汤是红的。韭菜进了汤里也没那么辣了，墨斗鱼有了韭菜味也不那么寡淡了。

老岳父有家博物馆，收集了很多假瓷器、假青铜器，全给我了。小川问她爸：“你咋对文兵这么好？”她爸说：“他有钱。”然后又说了一句：“他有钱，我没想到他这么有钱。”其实，老头儿是开玩笑的，他是贵族家的子弟，祖上很有钱，兄弟八个人，最后把酒店、船厂都分了，老头儿继承了一家酒吧。一听就是个花花公子，老头儿到死的穿着打扮都是很帅的，穿得很讲究，收集那些假瓷器、假青铜器，鸡缸杯就一摞。但是你看那么讲究的人，那么一个算是花花公子的人，都没吃过韭菜炒墨斗鱼。

很多日本人到中国来都不想走，就是因为中国饭太好吃了。他们叫合——把东西放一起；我们才是和，中国人讲和为贵。

通过做饭增强人际交往，改善人际关系，让人亲近，这是一个建立自己生活圈子非常好的方法。不说别的，哪怕出去吃饭你会点菜。出去点菜是件很让人头疼的事，都是推来推去，“你点，我随便。”说随便的人最难伺候，你点什么他都不高兴。

如果你知道天时、地理，又了解周围的人，比如谁对花生过敏、谁好像吃素……几句话一到，对方连以身相许的心都有。为什么？因为你知道人家的需求，而且满足了人家的需求。这就是德行。最怕的是上来点一堆自己爱吃的东西，别人爱吃不爱吃无所谓。

因此，通过做饭、吃饭改善人际关系，是一个很好的、有效的社交方式。如果是出去吃饭，只要是无效的应酬都别去，只要一桌超过十个人的饭局，你就别去了，没有你说话的份。我觉得顶多四五个人一起吃顿饭，这叫有效社交，其他都是无效。这就叫有德！

第 5 章

法：节奏，吃饭一定要看季节、昼夜

把握好季节、昼夜的节奏，比吃什么东西重要。再根据自己的节奏——饥了、饿了、馋了吃饭，这叫节奏，这叫法。法是能量的控制和释放，可以有高低起伏。

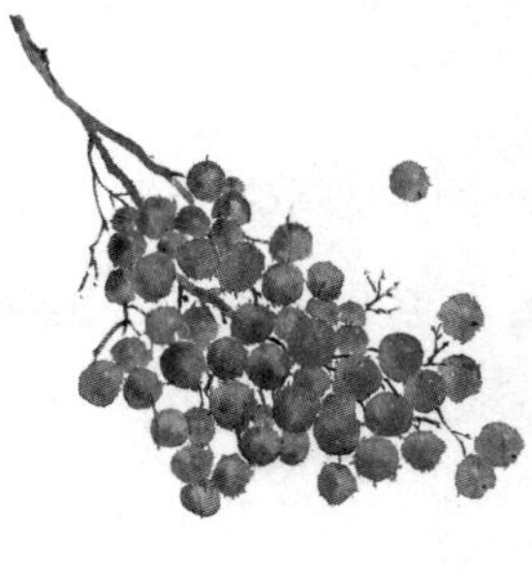

1 如果你能做到太阳下山以后不进食，对身体大有好处

接下来我要讲“法于阴阳”的法，法就是节奏，像什么轻断食、辟谷、绝食或斋戒，或者是选择哪天吃素，就是法于阴阳，所以吃饭一定要看季节、昼夜。

我学了三申道长的《玄隐遗密》后，对其中一句话印象特别深，就是宵食——晚上吃饭，是对身体最大的伤害。现在，很多人夜宵不断。我有一次回大同，很亲的朋友请我吃饭，中午吃完了又喝下午茶，下午茶喝完了又吃晚饭，晚饭吃完了还有宵夜，那天吃得我差点儿昏过去。可以表达感情，但没必要通过这样的方式表达感情。

我现在吃饭基本的节奏是，不会装到过午不食，过午不食纯粹有人供养，修行的人可以做到。如果你不劳而获，有人把饭给你端到面前，可以过午不食。但是咱们还要干活挣钱，还要接受社会的毒打，还要处理各种乱七八糟的事，不可能过午不食。但是**如果你能做到太阳下山以后不进食，这对身体是一个最大的好处，可以解除负担。**而我们都觉得太阳终于下山了，该出来活动了。

我有一个去世的同学生前很喜欢熬夜，我妈说：“哎呀，你的血糖这么高，脸色这么难看，你要早点儿睡觉。”同学跟我妈说：“阿姨，晚上十二点是我最兴奋的时候！我一般凌晨三点才睡。”碰到这种人要赶紧给他祛“鬼”。

我毕业以后被分到了东直门医院，东直门医院往北就是簋街，当年就叫鬼街，后来被改成了“簋”。统一装修的标志全是红门脸，就跟墓地似

的，一到晚上，九点、十点、十一点、十二点，基本到凌晨三点全是胡吃海喝的人。我后来一想，我在那个岁数就没去鬼混，而是在家里看《黄帝内经》，人还算是比较正。

我印象特别深的是，我当时大学毕业，那时候的工资是一个月八十块钱，拿一个平均奖十块钱，因此一个月工资有九十块钱。有几个大学同学未拿到北京户口就被分到了郊区、县，比如顺义、通县。他们比较活泛，就在北京的几家酒店做按摩，做一次按摩能拿十五块外汇券，一晚上如果做四次，就是六十块，做三次基本上就是我半个月的工资啊！而且十块外汇券能换十二块，甚至十五块人民币。但是酒店不包住，我的单身宿舍里有几张空床，他们就来东直门医院找我住。为了回报我，他们就请我到簋街吃饭。我记得当时吃了猪耳朵，香得我吃一口想两口，没吃过那么好吃的猪耳朵。我当时最爱点的是水煮肉。

簋街的食物里会加很多食品添加剂和调料，吸引人不停地想去吃。曾经风靡过红焖羊肉、麻辣小龙虾、沸腾鱼、酸汤鱼、水煮鱼……

我在东直门医院接诊过好多人，都是屁股蛋上长了大疖子流脓，就是吃成这样的，吃的全是麻辣鲜香、膏粱厚味的东西。或许，饭馆多的地方旁边一定要开医院，不然就不匹配，因为人们身上的很多病，都是吃出来了的！

2 把握好季节、昼夜的节奏，比吃什么东西重要

在晚上七点以前，就把晚饭解决了，解决后留一到两个小时的空闲时间，让胃肠去消化，让三焦准备清理，因为晚上九到十一点是三焦干活的

时间，这时候你就不能让自己的气血往肠胃或脑子上流。可是我们现在忙于商务应酬，基本晚上九到十一点那会儿正是推杯换盏的时间，这个人喝大了、那个人喝吐了……这么吃下去迟早完蛋。

早晨七点多起来，正好是胃经当令的时间，肚子饿了，恰好吃点儿香喷喷、热乎乎的早餐。还要注意，早餐不要做成午餐，早餐就是现吃现做的热气腾腾的汤汤水水。早起一会儿现蒸出来的包子和拿微波炉热的前一天的包子是不一样的。吃着现蒸出来的包子，舀一碗豆腐汤，可美了！第二天换个花样现蒸花卷，配个鸡蛋，喝鸡蛋汤……就这么把一天唤醒。早餐可以有咸菜，但不要有凉菜，大早上起来就把一堆凉菜放进胃里，一上午都没法干活。

大家记住，**把握好季节、昼夜的节奏，比吃什么东西重要。**再根据自己的节奏——饥了、饿了、馋了吃饭，这叫节奏，这叫法。法是能量的控制和释放，可以有高低起伏。

3 饭是抢着吃香

特别要珍惜那种很高兴又非常想吃，而且座中全无碍目人的状态，大家高高兴兴地一起吃顿饭，因为人还是群居动物。

我单身的时候吃饭，恨不得对面摆一双筷子，饭是抢着吃香。我第一次意识到抢着吃饭香是在 1986 年，我写了篇文章投给《中国青年报》，在征文比赛中获得了一等奖，人家让我免费参加一个夏令营，从武汉坐船到重庆玩。当时汇集了全国优秀的大学生和中学生，我们在游轮上十个人一桌，我还没伸筷子菜就没了，都是十几二十岁的小伙子、小姑娘，那时我才知道什么叫抢饭吃。

当时我们院办有个副主任，是比我高三届的师兄，那哥们儿是天生的乐观派，天塌了也没事。他总是出去喝酒应酬，喝醉回家后他老婆就抱怨。他说："哎，没事，你把我埋了。"就是那种极度乐天派。

这个人有个特点：吃饭贼香。抑郁症患者别找大夫，跟他坐在一起，端上菜后就开始呼噜呼噜地吃，看着他吃就都不抑郁了。我说吃饭应该跟人一起，别那么孤独，不要总想着就跟人谈对象、结婚，可以一起吃顿饭，吃吃就有感情了。

总之，要把这个节奏掌握好。

第 6 章

术：要从最基本的改刀、分辨食材学起

术呢？大家可以理解成技。但技和术是有区别的，技是单一的，术是综合的。厚朴要培养的不同于厨师学校学生学会的颠勺、刀工等，这并不是我需要的，我需要的是实实在在的东西，把食物做熟，并且做得好吃，这是我要教的东西。

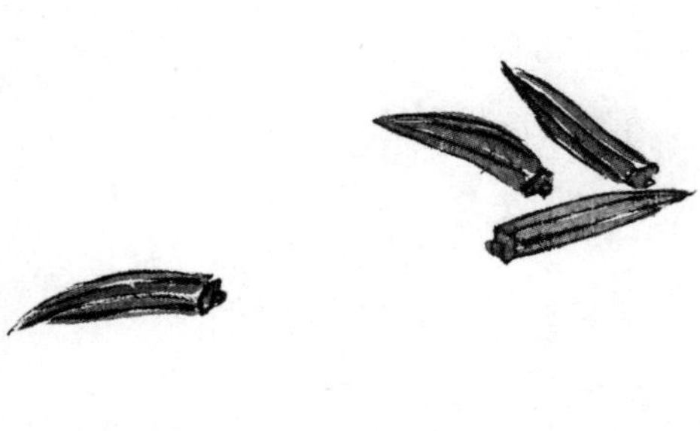

接下来我说一下术的问题。术呢？大家可以理解成技。但技和术是有区别的，技是单一的，术是综合的。厚朴要培养的是不同于厨师学校学生学会的颠勺、刀工等，这不是我需要的，我需要的是实实在在的东西，把食物做熟，并且做得好吃，这是我要教的东西。我们要从最基本的改刀、分辨食材学起。

比如有的人要包饺子，买回一包高筋粉，买错了，包饺子不能用这个。因此，我们把低筋粉、中筋粉、高筋粉、全麦粉给大家讲清楚。还会给大家讲清楚改刀、炒东西的技术，比如炒绿豆芽，要想保持绿豆芽的脆嫩而且保证炒熟是不容易的，如果直接下锅油炒容易导致要不有豆腥味，要不就不脆了。可以先焯一下，焯完以后马上浇凉水。

焯水的技术、过油的技术、蒸的技术、包饺子的技术……我们都会教，而且会告诉大家这些程序没那么烦琐、复杂，不要被那些人炫技吓得晕死了，没必要。跟看病的道理一样，实实在在把针扎进去，得气了，给人治好病就行了。包括红案、白案的技术都会在课程中有所体现，这些技术就符合“厚朴”的“朴”——实实在在、自自然然的技术，绝对不要炫技，是吧？没必要，咱不是干这个的！

第7章

器：家里的食材、餐具、餐桌、炊具一定要讲究

我们是人，餐具一定要讲究。通过对餐具的讲究，体现对你本人的尊重。假如摔碎了，也是成本考虑之内的！碎了我会花钱买，我值这个东西，明白吗？这个理念一定要传给你的儿孙后代——餐具一定要讲究。

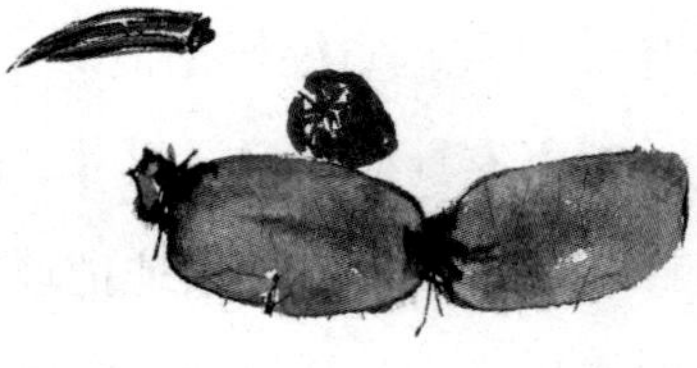

1 通过对餐具的讲究，体现对你本人的尊重

我再讲一下器的问题。先说个简单的，大家记住，家里的餐具一定要讲究。假如你开了一家食堂，千万不要买仿瓷的摔不碎的塑料餐具，成本虽低，但那种餐具是有毒的。也不要买铁盘，几个凹槽，那相当于喂猪。这种铁盘相当于把猪槽小版化了。

我们是人，餐具一定要讲究。通过对餐具的讲究，体现对你本人的尊重。假如摔碎了，也是成本考虑之内的！碎了我会花钱买，但我值这个东西，明白吗？这个理念一定要传给你的儿孙后代——餐具一定要讲究。

我再讲个故事，我经济条件刚开始宽裕的时候，买了一个核桃木的餐桌，还有沙发，到现在还留着。之前从定福庄拉回来，我突然想起："哦？我买过这个！"核桃木不算什么好木头。我妈过来了量下尺寸，我说："干吗？"她回答："铺个玻璃板。"我就说："妈，是我伺候桌子，还是桌子伺候我？我买它就喜欢摸着它的这种手感，如果非得铺个玻璃板，那我直接买个玻璃桌子不就完了嘛！"最后我妈说："那会烫个印。"烫下印是我生活的痕迹，怎么了？后来我又"高级"了，买了鸡翅木的。

本来想买红木的，还没等买，龙校长把他那一套红木家具送给了我。龙校长非常喜欢这家具，每个家具他都量了尺寸、配了合适的玻璃板。哎呀，我对老一辈人，太尊敬了，我恭恭敬敬地把玻璃板拉了回来，但在家里我要摸着这个桌子。我妈小时候是村里地主家的孩子，家里富裕过，她特别喜欢瓷器。见过和没见过想象的，完全不一样。因此，到日本，我、

徐文波就陪着她去看日本人特别喜欢的瓷器。

因此，家里的餐具、餐桌都要讲究，包括你用的炊具。关于炊具，我特别提醒不要用不粘锅，永远都不要用，让别人用吧。因为德国发生过孕妇用不粘锅以后导致流产和其他各种疾病的病例。还有人说不粘锅都发明了，为什么不发明不粘马桶？我说："你直接拉锅里得了。"

炊具、餐具要讲究，不要干傻事。比如孩子把东西摔碎了，孩子在哭，你在那儿骂。什么值钱？亲子关系值钱，还是你的杯子值钱？你再想想很多价值观，也是这个道理。

价值观都会在一些小事上迸发出来。《论语》中记载了一则故事，马厩着火了，孔子说："伤着人没有？"他的第一反应是伤着人没有。而有的人却会问："我的马呢？"这就是价值观，从他的起心动念你就知道了。因此，**永远要营造出特别温馨、特别体面的吃饭环境。**

2 与其在美容、美发、买包、做指甲、隆胸、打玻尿酸上花钱，不如把钱省下来用在好食材上

说完餐具，我就要说食材了。之前我们开年会的时候，在顺义店吃了一顿饭，厨师很用心，技术也不错，但食材不行。为什么呀？我们平日吃的都是最好的食材，我的嘴都吃刁了。到那儿一吃，嚼两口就发现是纤维，猪肉是猪肉，牛肉也是牛肉，刀工、技术都不错，但吃到嘴里发现是纤维。为什么是纤维？因为是吃饲料长大的。

永远不要买超市里的速冻饺子，尽可能不买包装食品。因为你不知道

是拿什么做的，对吧！好肉不做馅，好铁不打钉！你就想想吧，最早美国人报道出来制作香肠的环境，连地上跑的老鼠都能被卷进绞肉机，气得美国总统一下把香肠扔了。香肠是最容易做假的。我吃过最好的香肠是我的一个病人亲手灌的香肠，而且看日子是腊月灌的，嚼完咽下以后回味无穷。

我在美国是最痛苦的，不愿意待的，主要原因就是没有好吃的。当然，现在回过头来发现是因为没混到那个吃好吃的阶层，还混在去超市买“西装鸡”的阶层，回家一炖就柴，不是越炖越紧，是越炖越松，一看就是饲料喂的鸡。

我前面说了，日本人把不会做饭当成保持食物原味，但日本人有个很牛的特点——选种育种不以产量为标准，而是以好吃为标准。好吃的东西肯定产量低，美国的标准是产量。美国的芹菜特别粗，粗到吓人。怎么长出来的？育种，淘汰不符合预期的品种，保留符合预期的品种。

2000 年我去美国的途中路过日本，去看徐文波。徐文波给我买了个梨，那会儿好像一个梨就小一百块人民币，吓死我了，吃碗拉面就八十块人民币，那会儿我虽然单干了，一个月挣万八千的，但是吃一碗八十块的拉面还有点儿心疼。现在我一个月挣得多了，日本的拉面还是八十块人民币一碗。我吃那个梨的时候，徐文波说：“哥，你吃，它值得。”嚼完一口，哇，幸福的感觉。

因此，**大家与其在美容、美发、买包、做指甲、隆胸、打玻尿酸上花钱，不如把钱省下来用在好食材上。**

如何挑选盐

在厚朴，我们用的盐是有标准的，不用加碘盐或加了抗凝结剂的盐。

大家记住，盐叫盐巴，正常的盐是会结块的，为了不让它结块，这帮人给盐里加抗凝结剂，抗凝结剂对身体是有很大坏处的！盐贵点儿怎么了，你想你一年能吃几斤盐？盐要解决，油要解决。

如何挑选油

关于油，我推荐大家一定要用物理压榨的油，不要用化学萃取的油，我们的古法都是先把原料炒熟，然后团成饼压出油，这就是物理压榨的过程。油粗、烟大、量小，不招人喜欢，但它没害处，它香。化学萃取出来的油我没法说，我知道不论动物油、植物油，放的时间长了都会变质。现在的油“永垂不朽”，永远不会哈喇——微生物不吃它。微生物都不吃，我为什么要吃？是不是这么个道理！

不吃靠饲料和激素催大的食物

对于最基本的油和盐的选择，我们要讲究，然后尽可能去找好的食材——不吃靠饲料和激素催大的食物。这个食物不是花钱就能买到的，不一定到高级超市就能买到。能够溯源，知道它的出处就行了。然后有一家稳定的供货商，就吃定他，人家也希望稳定，你也希望稳定，是吧！你算算一天吃几顿饭，吃多少东西，把这个基本东西解决了。

但好东西永远是稀缺的，我希望厚朴能保障我们的油和盐，还有猪油的基本供应。大家记住，只要不是方圆百里出产的植物油，咱都不用。我认为我们这里最好的就是胡麻油、菜籽油，花生油我都有点儿打问号，因为现在转基因的食品太多。

绝不吃转基因食物

第一，说一下转基因。谁爱吃转基因食物，让他吃吧，吃完三代以后，咱们观察如果第三代人还活着，那咱们就吃，先做好“实验”！既然有人免费给咱们做参照、标本，那就看一看。

比如黄豆，二期学员刘建伟始终保持厚朴的初心，用古老的种子种黄豆。种出的黄豆是真难看，不像转基因黄豆那么滚圆。但那么难看的黄豆，榨出来的油、做出来的豆腐就是好吃。因此，转基因这个事也不用跟别人争，你认为转基因好，劳驾你吃，但如果我吃，我一定要知道它不是转基因的。

永远不吃不能繁育后代的粮食

第二，永远不吃不能繁育后代的粮食。现在的种子都被美国人控制，即使你种下来产量很高，但结的籽没有繁殖能力。你只要知道它没有繁殖能力，就知道里面有问题。问题在哪儿？也不用解释，我知道它不能繁育后代，就不吃它。这是我最基本的判断标准。

因此，“道、理、德、法、术、器”六个字，永远贯穿在我们的中医美食课里面。另外，要知道吃饭的顺序：**吃什么不重要，什么时候吃也不重要，在一个美好的心情下吃最重要。**

第8章

厨房安全与卫生

很多人忙忙叨叨一天，心思散乱、心思烦乱，又不愿意点外卖，就到厨房里做点儿饭，结果心不在焉，导致这些水和火的危险因素得不到很好的预防和控制。

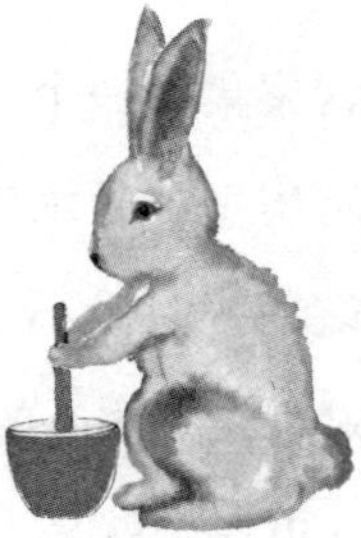

1 在厨房，一个是水的问题，再一个就是火的问题

心不在焉的结果就是导致水和火的危险因素得不到很好的预防和控制

讲完了吃饭的总论、大道理，现在开始讲具体的实践。我是悲观的乐观主义者，碰到任何事，我要先考虑最坏的结果是什么。因此，先讲做饭时的安全和卫生的问题。很多人是高高兴兴地去做饭，然后惹了一大堆麻烦，最后不了了之，终生留下深深的阴影，从此不愿意再进厨房。

为了避免这一点，我就把厨房的安全问题强调一下，绝对不是危言耸听。现身说法：我是大概两岁的时候被送到姥姥家，在内蒙古的百灵庙，院子里的邻居家有一个灶台，做完饭以后他把锅端走，留下一个烧得火红的柴火（还是炭火）的灶口，我蹦蹦跳跳地一头就杵进去了，自己的右手、右臂还有脸上的一块都被烫伤了，后来又感染了，还做了手术，这就是一个很悲催的例子。

厨房处于一个很多危险因素聚集到一个小屋里的状态，水火无情。第一个水的问题就是指开水。在厨房里被开水或热汤、热粥烫伤的人不在少数，我的一个大学同学的儿子端锅的时候不小心，就被热粥烫伤了。粥跟开水还不一样，粥特别黏稠，附着在身体上的毒热根本就散不去。

在厨房，一个是水的问题，再一个就是火的问题。

归结到一点，就是用心和专注的问题。很多人忙忙叨叨一天，心思散

乱、心思烦乱，又不愿意点外卖，就到厨房里做点儿饭，结果心不在焉，导致这些水和火的危险因素得不到很好的预防和控制。

就我自己来讲，我这么多年烧坏了的锅，大概有十几口，烧黑了、变形了就扔掉，都是炖上一锅很好的鱼、排骨，然后就忘了，直到厨房冒起黑烟，锅也烧坏了，烟也起来了，才想起这个事儿。

因此，我个人觉得做饭就做饭，别考虑别的；我给大家提个建议，如果有别的因素干扰你，非要考虑，买个定时器，或者给手机设置一个闹钟，不然拿一句话形容，就是忘了个干净。我在美国就做饭，当时我住在老板家，老板是穆斯林，我一个中国人就会点儿三脚猫功夫，但他们特别爱吃。

记得有一次，我专门到Chinatown的中国商店买了砂锅给他们炖鸡胗，因为在美国，鸡全是肉柴鸡，炖完以后全是纤维，但是鸡胗倒没有这个情况，好像炖的时间越久，反而越香、越紧，所以我就炖了一锅鸡胗。把砂锅放在火上以后，我就忙别的去了，而且老板不知道有什么事，拉着我出去办事，我就坐上车走了，走到半路也是神差鬼使，我觉着后面有神仙护法在照应，不知道有个什么由头，就让我忘了件东西然后回去取，回去取的时候，我突然想起厨房还正炖着一锅鸡胗。

我们当时住在美国马里兰州的Potomac River的一个大别墅区里，如果当时别墅着火了，我觉得我肯定要被驱逐出境。因此，关于用火，我个人认为，大家应该有这种安全意识，提醒自己要专注，杜绝出现火灾或烧坏锅具、把自己烫伤等各种情况。

烫伤、煤气中毒，厨房安全问题不容忽视

烫伤的问题，还有一个就是水蒸气。大家都知道被水蒸气烫伤要比被开水烫伤严重得多，同样温度的水蒸气变成同样温度的水，要释放大量的热，因此水蒸气烫伤一般更严重，程度更深。一般是我们在蒸饭的过程

中，会碰到这个问题。

另一个就是高压锅的使用问题。高压锅有减压阀，减压阀可以释放一定的压力，保证锅能安全使用。但高压锅使用时间长了就会出现两个问题，一个是密封圈出现问题，再一个是减压阀出现堵塞，堵塞以后高压锅就变成“炸弹”了。我们家出过这个事故，我的老父亲炖了一锅鸡，加上高压锅有点儿老化，最后锅崩得满屋子的墙、天花板上全是鸡的肉糜。这还好，只是伤了物件、毁了东西，还可以买、可以修，如果伤了人呢？我见过很严重的水蒸气烫伤，高压锅崩了以后，把人溅到的那种烫伤都是很严重的。

现在做饭的锅越来越先进，我也不知道商家是怎么考虑的，基本上没有抓手、把手，在厨房里应该有自己的棉手套，或者是保护手的这种东西，避免烫伤。

我强烈建议大家进厨房以后要穿围裙，一定要穿硬壳的拖鞋或硬壳的软底鞋。为什么穿硬壳的拖鞋呢？这也是生活经验，你在切菜、搬东西、做饭的过程中，不知道什么时候会失手，假如手里端了一锅热汤洒了，或手里拿的刀子、剪子掉了下去，正好戳在脚上，如果你穿的是软拖鞋，直接扎在足背上受伤会很严重；如果穿的是硬壳的拖鞋，即便不小心把热水、热汤、热油倒在脚上，也可以避免伤害。

我不是危言耸听，因为做医生久了，碰到的各种案例也多，再加上自己做饭，我刚才说的这些事故基本都经历过。

还有一个严重的烫伤就是油的烫伤。油容易着火，大家看很多炒菜的视频，厨师炫技都是颠勺的时候锅里起火，显得自己有多厉害。这东西很可怕，厨房用久了会有很多油垢，如果用火不当，就很容易出现火灾。油着火以后怎么办？大家记住，千万不能拿水浇，一定是拿一个大块的湿布或用灭火器去灭掉它，或者用锅盖赶紧盖住，这些都是一些基本的常识。希望这些事不要发生，但是如果已经发生，应该有应对它的办法。

现在大家家里都有煤气、燃气管道，不再用煤气罐了。当然还有一些家庭在用，使用煤气罐就有燃气泄漏、煤气罐着火的问题。煤气罐着火怎么办？第一，先把阀门关上；第二，拿湿布蒙上去。这些事故都出现过。

再一个我经历过的事情是煤气中毒。现在我们的天然气或液化气都掺有一些特殊的气体，一旦有泄漏的话，大家能闻到，因为燃气本身没有味道，掺这个是为了警醒大家燃气泄漏。

我大学刚毕业在东直门医院的时候，住单身宿舍，同屋的单身同事有一个很悲惨的故事。他本身在药房工作，刚结婚就在我们的单身宿舍，也就一间屋，请大家吃涮羊肉，用的木炭，结果空气不太流通，人也多，木炭燃烧得不是很充分，一屋七八个人全一氧化碳中毒，最后他的老婆没有抢救过来，喜事就变成了丧事。

现在还有人家里愿意用木炭煮火锅，涮个菜、涮个肉，但一定要注意煤气中毒的问题。煤气中毒不仅是厨房安全问题，冬天很多平房或没有暖气的地方取暖，还会烧炭、烧煤或烧木头，都要意识到这个问题。

2 烫伤以后急救的方法

烫伤后的急救方法：把白糖或鸡蛋黄油抹在烫伤处

说了这么多，总结一下就是：第一，水火无情，大家要提高警惕。第二，受伤以后要知道急救的方法，当然最省事的就是赶紧找大夫，或者去医院，如果没伤那么重，有一些简单的急救处理方法。

不管是被火烫伤，油溅到身上烫伤，还是被开水烫伤，烫伤以后肯定会疼。解决方法很简单，大家赶紧去找糖（砂糖、冰糖、红糖都行，只要是糖，蜂蜜也行），把糖直接抹在手上也行，或者把白糖用温水化开，用温水去泡手也行，止疼效果立竿见影，因为糖会把热毒拔出来。很多人烫伤后拿冷水冲，冷水的冷解决不了烫伤的热，两个东西振动的频率不大一样。白糖是能快速止疼的，我试过，也给很多人推荐过这个方法，确实有效，这是一个很好的方法。很多人觉得麻烦，图省事，泡一会儿就不泡了，结果过会儿又疼起来了，只能再泡。

如果烫得比较深，或者已经有破溃、伤口，这时就不要沾水了，预防感染。

预防伤口感染或产生疤痕，可以炒出鸡蛋黄油抹在烫伤的地方。怎么炒鸡蛋黄油呢？跟大家简单描述一下操作过程，先把鸡蛋煮熟，把蛋清剥开取出蛋黄，大概需要五六个鸡蛋黄，不用放油，把鸡蛋黄放在铁锅上用小火炒，或者叫干煸，煸到什么程度？煸到鸡蛋黄逐渐变黑出了油。把这个油抹在深度烫伤的地方，就能起到很好的保护皮肤的作用，不留任何瘢痕。

之前我跟原中医药局的一位老领导一起吃饭，他说当年做知青在内蒙古插队，组织上委派他做赤脚医生，他拿着赤脚医生手册给人扎针，也给人用药看病，他就用这个方法帮了很多烫伤的人，最后他们都没留任何瘢痕。这个方法大家可以掌握起来。在我的印象中，我妈也用这个方法帮过很多人。

还有一个更简单的方法——烫伤以后用鸡蛋清加点儿白酒，搅匀了以后抹在烫伤的地方。我没试过这个方法，但 301 医院的赵霖教授也推荐这个方法，他是跟某个老太太学的。

防患于未然：家里备点儿马油和獾子油，都能很好地治疗烫伤

这些对烫伤的治疗或应急的手段都是很好的。如果大家觉得都太麻

烦，我们就防患于未然，未雨绸缪，家里备点儿马油。以前大家去日本旅游买什么？一个是买马桶盖，另一个就是买马油。马油被日本人发扬光大，开发了一系列马油的产品，还有马油的洗发膏。其实，马油是从中国传过去的，是传统的治疗烫伤的外用涂剂。

再讲究点儿就是用獾子油（有种小动物叫獾子，可以用它的油敷在烫伤处）。张艺谋拍过一部电影叫《三枪拍案惊奇》，其中有个桥段是闫妮演的角色被倪大红演的阳痿丈夫虐待，整天拿烟头还是拿火烫，烫完以后她就到药店去买獾子油。

因此，马油和獾子油都能很好地治疗烫伤，是不留瘢痕或少留瘢痕的很好的治疗药物。

当然还有人问猪油、羊油行不行，我告诉你，不行。如果它们行，就轮不到马油或獾子油了，因为猪油、羊油特别好找。

我建议厨房的抽屉里放点儿创可贴，因为我们现在刀工不咋地，切的时候又不专心，刀又快，很容易切到自己。因此，碰到这种情况赶紧贴创可贴，这就是我说的应急创伤处理。

鸡蛋黄油自制教程

（1）**备料：**以 12 枚鸡蛋为例

将鸡蛋洗净放入冷水锅里，大火煮开，改小火煮约 5 分钟，捞出，浸入冷水片刻，剥去蛋壳和蛋白，只取蛋黄备用。

备碗或盘一个，备带盖小玻璃瓶或小陶瓷罐一个。

（2）**炒制：**耗时约 1 小时 50 分钟

蛋黄放入铁锅，用勺或铲将其碾碎，开中火，开始缓慢翻炒。

蛋黄的颜色逐渐变深，随着颜色的加深，翻炒的频率相应加快。

蛋黄的体积会渐渐变小，其间很有可能会溅出锅，注意用锅盖遮挡避免烫伤，同时调节火的大小，溅得多调小、溅得少调大。

蛋黄的颜色接近深黄色时会有油渗出，此时的蛋黄油含水率高，尚未真正出油，这时开始加速翻炒，蛋黄的颜色会越来越深。

随着蛋黄颜色的加深，烟雾会越来越大，蛋黄也接近碳化状态。

全神贯注快速翻炒，烟雾加剧，蛋黄完全碳化之际也是出油佳时，蛋黄油顷刻涌出，迅速蔽渣倒入备用碗或盘中。

待油温下降、渣滓沉淀后，轻轻倒入备好的玻璃或陶瓷器皿中，完全冷却后盖盖。

（3）贮存

将盛有蛋黄油的器皿放入冰箱冷藏室保存，随用随取。

（4）使用

需要时，用清洁的棉花棒蘸取后涂抹于相应部位，用后继续冷藏保存。

厨房烫伤后的急救方法

“幸福生活，安全先行”，厨房有致伤隐患，应掌握急救方法。

（1）流体烫伤（家庭处理，较严重应及时就医）

红糖、白糖、冰糖的主要成分都是蔗糖，是从甘蔗、甜菜中提取的。红糖的制作方式较为简单，通常是甘蔗直接榨汁、过滤、熬煮浓缩而成的；白糖是红糖经洗涤、离心、分蜜、脱色等工序而成的；冰糖是以白糖为基础，进行溶解重新结晶而形成的，它是砂糖中的结晶再制品。红糖最粗，白糖纯度较高，冰糖纯度最高，拔热毒的效果是纯度越高效果越好。

《神农本草经》记载蜂蜜有“止痛解毒”之效，《本草衍义》记载蜂蜜“汤火伤涂之痛止”；现代临床也将其列为治疗Ⅰ、Ⅱ度中小面积烧伤等的外用处理，能减少渗出液，减轻疼痛，控制感染，促进创面愈合，从而缩短治愈时间。

麦芽糖是粮食糖，是用麦芽加上糯米、玉米或小米这些粮食发酵做成的，也叫饴糖。民间庙会上有吹糖人儿的，用的糖稀就是麦芽糖熬制的。北方人冬天吃的关东糖、南方人吃的饴糖和麻糖、著名的高粱饴等都是麦芽糖制作的。麦芽糖性温味甘，功在缓中补虚润五脏（臓），著名的温中补虚缓急的小建中汤、大建中汤中就用到了它，但它不具备拔热毒的功效。

（2）外力伤口

微创——创可贴。

创面较大——及时就医。

第 9 章

厨房必备的几种东西和不应该出现的东西

抵制所有的食品添加剂和化工原料，不建议大家去外面吃饭，就是因为外面的餐厅为了提高销量，为了勾起你的食欲，无所不用其极。因此，自己在家做饭就避免了很多吃化工原料的风险。

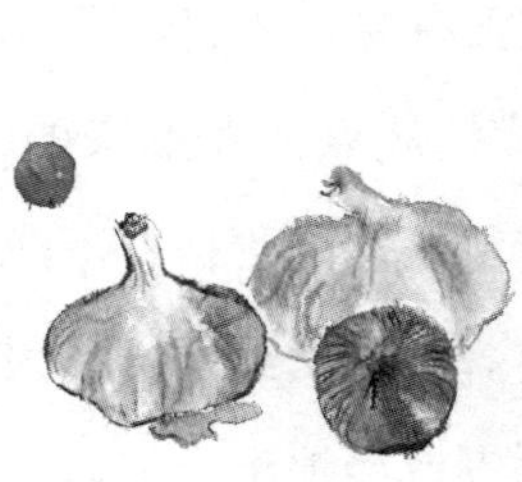

1 厨房必备的东西：油、酱油、醋、料酒、盐、碱面

水火无情和创伤处理讲完了，接下来讲一下厨房里必备的几种东西（锅、碗、瓢、盆、刀子、剪子这些东西不必说了）。

第一，准备几种油，这个油可以根据当地特色进行准备，我的建议是家里要准备点儿猪油，可以买猪板油或猪的大网膜的油回家自己炼，或者直接买猪油在家里放着。其他用油我也推荐几种，像我们北方高寒地区，推荐胡麻油、菜籽油，也就是说当地出产什么样的油料作物，就用什么油，这样是最好的。西方人习惯用的油，我个人认为尝尝鲜可以，如果作为日常的生活必备品，就有点儿扯了。

第二，准备几种常用的调料。现在基本上酱油肯定是必备的。而且从各种渠道汇集的信息来讲，必须得有两瓶酱油，哪两瓶呢？一瓶老抽，一瓶生抽。老抽干吗的？上色的。生抽干吗的？调鲜的。这些理念都已经作为商业营销的洗脑逻辑，贯穿到了每个人的脑子里。我个人认为没那么复杂，其实，真正好的厨师是不用酱油的，用什么？他们直接用酱，比如黄酱、豆瓣酱或甜面酱，实在没有酱，他们会用豆豉。

酱油是从哪儿来的？就是从豆子发酵来的，但好酱油酿造的时间很长，工艺很复杂，酱油的产量跟它的价格就不成正比。现在很多酱油都是色素加味精加盐，然后标个牌子就卖给你了。因此，我个人认为家里最好没有酱油，去找一些自己周围或当地出产的酱，然后把酱澥了调出汁，拿它做酱油。

其实，真正好的酱油是很贵的。很贵是啥意思？我个人认为，这个很贵是相对于一般的商品来讲，其实在家里做饭，酱油贵一点儿是应该的。

第二个厨房必备的调料就是醋。醋一般分为这么几种，一个是高粱醋，我们山西是高粱醋。很多人说买点儿老陈醋，以前山西商人出国经商，一般从晋中、太原出发，到大同歇一脚，然后就往包头、呼市，往外蒙古走了，出了大同以后，基本上就没什么醋了，因此大家会带点儿浓缩的醋，或者直接带点儿醋膏，冲淡了喝。老陈醋的目的不是为了吃饭，是为了什么？跟压缩饼干一样，为了平时吃不着醋时救急用，我们平时吃的山西的醋不像老陈醋那么浓，那么酸。山西有很好的高粱醋。

在北京比较好的是米醋，南方也有很好的香醋，各个地方有各个地方的醋。大家去了解这个情况，然后在家里配备适合自己家庭口味的醋，因为一方水土养一方人，不见得都要买山西的醋。

还有一种醋是白醋。我原来对白醋特别反感，以为它是拿化学东西调出来的，后来了解发现白醋也是一种米醋，作为做饭调料是可以用的。

第三种厨房必备的调料就是料酒，料酒就是我们说的黄酒。现在黄酒的概念都是指南方用糯米酿的黄酒，其实最早的黄酒在北方，是用一种叫秫谷的谷子酿的。黄酒是一种特别好的调味料，做很多菜如果没有黄酒，尤其是做一些肉菜，动物的腥、膻、臊等不好闻的味道就去不了。我个人认为，料酒也要选好一点的，如果更讲究，直接就拿饮用的黄酒当料酒，比如加饭酒、女儿红，就是有点儿奢侈。现在流行用啤酒或白酒，可以，但不如料酒来得地道。

还有一样东西是厨房必备的，就是碱面。有人问，碱面跟小苏打有什么区别？碱面是碳酸钠，小苏打是碳酸氢钠，咱们初中化学都学过，烧碱叫氢氧化钠，那是毒药，是能弄死人的。

碱面的好处是什么？首先，它是一个特别好的清洁剂，以前没有洗涤灵的时候，家里洗东西就在热水里放点儿碱面，去油腻、去污渍的效果特别好，洗完以后灶台餐具、锅碗瓢盆都锃亮。碱性的东西确实能化油腻，以前没有碱面的时候，老百姓用点儿草木灰（草木燃烧完了以后，草木灰是碱性的）擦锅或擦灶台就很干净。

其次，碱面还是一个非常好的添加剂。以前人们吃的海鲜都是干货，比如干的鱿鱼、贝、鲍，把它发起来，让它变软、变柔嫩的方法就是热水加碱。碱是一种非常好的让蛋白质柔软、蓬松的添加剂。大家想想，碱面吃到肚子里，是不是也能帮你化油腻、降尿酸？因此，我个人认为作为一个很好的洗涤剂和添加剂来讲，碱是必不可少的。

2 厨房用品之调料

鸡精、味精

鸡精、味精的提纯意味着浓度高，是一种凝聚、集中的表现。毒有两个概念，一是指它的偏性，这个偏和正是以人来衡量的，影响越大偏性越强，毒性就越大；二是凝聚，有凝聚就有释放，凝聚的东西进了人体以后，被稀释、释放的时候，就显示了它的力量，即它的毒性。

毒能把力量集中在一点，就像是压强变大。有些中药我们说它有毒，指的就是它的寒、热、阴、阳的力量集中到一点，然后释放出来的力量就非常大。这就是为什么五石散会令五内如焚，因为是把纯阳的、阴寒的东西过度集中起来并在体内来释放。这也是前面谈到用糖拔热毒时说纯度越高效果越好的缘故。

当然，鸡精、味精并不是完全不能食用，毕竟它们只是调味品，家庭用量也较小，只是其偏性还是会给身体带来一些诸如燥渴等所谓中国餐馆综合征的影响，当断舍离则断舍离。

适量饮用至少三年以上的白茶、绿豆衣、甘草水可缓解鸡精、味精造成的身体不适感。

酱、酱油、豆豉、醋

厨房食物绕不开一个词——“发酵”，这是微生物的转化作用。发酵食物并不是人类的发明，而是人类从自然中观察到的现象，然后才学会如何培养。

酱是用粮食和油料作物为原料，经过微生物发酵作用而制成的一种半流动状态黏稠的调味品。酱可以说是曲霉、酵母及细菌等微生物在发酵期间发生一系列复杂变化，综合作用生成的产品，是将食材交付于时间的产物。酱的自然发酵一般需半年以上，我国的制酱技术可追溯到公元前千余年。酱主要有豆酱和面酱两种。

豆酱的主要原料有大豆、蚕豆、面粉、食盐，培养米曲霉在原料上生长、繁殖和分泌各种产物。我国地域辽阔，豆酱品种繁多，各地豆酱各具特色，普宁豆酱味香质醇，“川菜之魂”郫县豆瓣酱色泽红润、味辣香醇、瓣子酥脆、黏稠绒实，东北大酱鲜咸浓郁……

面酱也称甜酱，以面粉为主要原料，用米曲霉分泌的淀粉酶，将蒸熟而糊化的大量淀粉分解成糊精、麦芽糖及葡萄糖，而面粉中少量的蛋白质也经米曲霉所分泌的蛋白酶的作用，被分解成氨基酸，使面酱甜、咸、鲜俱足，是烤鸭的必备调味品，也是烹调中的调味佳品。北京炸酱面的炸酱醇厚的味道就是豆酱和面酱共澥（澥酱：用黄酒或水与酱在器皿中搅拌均匀）同熬出的效果。河北保定三宝之一就是甜面酱，当地人更是善用甜面酱制作各种食品。

酱如重器，不可或缺：“酱者，将也。能制食物之毒，如将之平暴恶也。”（东汉训诂学家刘熙《释名》）

“不得其酱，不食。”（《论语·乡党》）

其实，最早的酱油只是酱缸表层的液体，随着时间的推移，酱油的独立制程也随之出现。酱油在历史上的名称有很多，如清酱、豆酱、酱汁、豉油、淋油、晒油……最早使用酱油名称是宋代至明代万历年间，酿造酱油以大豆、小麦麸皮、盐为原料，经微生物发酵制成具有特殊色、香、味的液体调味品。这里的大豆为黄豆、青豆及黑豆的统称。大豆为其蛋白质原料，小麦麸皮为其淀粉质原料。

发酵过程与豆酱大同小异，制酱过程中由于原料颗粒较大、水分不易蒸发，为更好地使米曲霉生长和各种酶分泌，制曲时间较酱油要长一些。正常发酵的酱油滋味鲜美，咸甜酸适中，诸味调和，醇厚绵长。

传统工艺的生抽、老抽之别在于老抽在发酵的过程中另外加入了糯米，从而使得颜色较深、微甜、浓稠度略大。

豆豉是将黄豆、黑豆蒸熟或煮熟后经发酵而成的，即利用制曲过程中产生的蛋白酶分解豆中的蛋白质，形成氨基酸、糖类等物质，赋予豆豉特有的风味。古代称为幽菽，也叫嗜。刘熙《释名》誉豆豉为“五味调和，须之而成”。《食经》一书中还有“作豉法”的记载。

豆豉的种类较多，有黑豆豉和黄豆豉之分，按口味可分为咸豆豉、淡豆豉、干豆豉和水豆豉。其中，淡豆豉正是用于清热除烦名方“栀子豉汤”的药味。

豆豉食用炮制：香油拌匀隔水蒸 30~45 分钟，待凉盛入器皿，做菜使用味更醇厚。

醋是以淀粉质原料高粱、大米、糯米、玉米、小米、小麦、大麦、青稞等经淀粉糖化，酒精、醋酸发酵，再经后熟陈酿而成的酸、甜、咸、鲜的调味品。每个过程都是由各类微生物产生的酶引起一系列生物、化学作用。

代表传统制醋工艺的山西老陈醋，闻名于三百多年前的清初顺治年间，以高粱为主料，陈酿期长，“夏伏晒，冬捞冰”，特点是色泽黑紫、味清香、质浓稠、酸味醇厚、回味绵长、产品久贮无沉淀、不变质。

镇江香醋于 1850 年开始生产，为江南最著名的食醋之一，以糯米为主料，具有色、香、酸、醇、浓的特点。

四川老法麸醋以麸皮酿醋，加入药曲或辣蓼汁，醋醅陈酿长达一年之久，色泽黑褐、酸味浓厚、芳香特殊，以保宁醋最有名。

古人称醋为苦酒、酢，治胸痹名方“瓜蒌薤白白酒汤”中的白酒正是醋，承担了君臣佐使中佐的角色。

醋长时间存放不变质的方法：将纯酿醋煮开，凉后装瓶即可。

食盐

食盐的主要成分为氯化钠，氯化钠含量越多质量越好。我国产盐历史悠久，种类很多，大致可分为海盐、井盐、矿盐、湖盐（池盐），以海盐为主。

海盐是以海水（含沿海地下卤水）为原料制成的盐。地层中的盐质溶解在地下水中，打井汲出这种地下水，经加工后制成的食盐叫井盐。矿盐是从曾经的海洋经过长期蒸发、沉积形成岩石状矿层开采来的盐，矿盐含有丰富的矿物质。矿盐沉淀在地下成千上万年，污染少，因此，矿盐的纯度高，杂质少。湖盐是从盐湖中采掘的盐或以盐湖卤水为原料制成的盐。

全国有很多盐业博物馆，但我首推自贡市盐业历史博物馆。依托自贡市得天独厚的井盐历史，建于1959年的自贡市盐业历史博物馆是我国最早建立的专业博物馆之一，目前仍是中国唯一的盐业史博物馆。家喻户晓的涪陵榨菜用的正是水分少、杂质少、颜色洁白、颗粒细的自贡井盐。

河北海盐博物馆位于河北黄骅，地处渤海湾的小城黄骅，自古就有“鱼盐之利雄天下”的优势。春秋时期，这里就开始煮海为盐；秦始皇时期，这里因鱼盐丰饶设置柳县；西汉时期，这里又成为全国首批设置的38处盐政县之一。为记述盐业历史，2009年，一座以海盐为主题的博物馆在黄骅市落成。涵盖了中国海盐、湖盐、井矿盐的制盐工艺，并收入了26个产盐省份的现代制盐技术和产品，是国内展示全国各地盐业发展资料最全的博物馆。

青海盐湖博物馆也称为察尔汗盐湖博物馆，展示了池盐风貌。池盐颗粒大、色洁白、质地纯净，含芒硝和镁元素较多，不但可供人食用，而且是化学工业、轻工业和制药工业的重要原料。用池盐腌制的酱菜，色正味美，久存不腐。

河东盐业博物馆位于山西省运城市盐湖区盐池的北岸，当地人习惯称之为“池神庙”，古称“卧云冈”，是古代祭祀池神的重要场所。

沿海多用海盐，西北多用池盐，西南多用井盐。海盐中，淮盐为上；池盐中，乃河东盐居首；井盐中，自贡盐最好。

食盐是酱类酿造和腌制食品的重要原料，不仅有适当的咸味，还与氨基酸共同给予鲜味，并具有杀菌防腐的作用，使发酵过程在一定程度上能减少杂菌的污染，在成品中有防止腐败的功能。

关于腌制过程中亚硝酸盐的问题

亚硝酸盐是硝酸盐还原的中间产物，盐度较低时酸性环境尚未形成，一些有害菌类未被抑制，会有硝酸盐被还原，生成亚硝酸盐。但随着乳酸发酵旺盛，酸度上升，有害细菌受到抑制，硝酸盐的还原减弱，亚硝酸盐就会被进一步还原和被酸性分解破坏，使亚硝酸盐的含量逐渐下降。

提高温度可以迅速形成较高的酸性环境，利于抑制有害细菌的生长和促进分解部分亚硝酸盐。而乳酸发酵是腌制过程中最主要的发酵作用，影响乳酸菌活动的主要因素是食盐浓度，不仅决定防腐能力，还明显影响乳酸菌的生产繁殖，乳酸菌可耐受各种盐，乳酸菌作用的关键就在于其自我保护机制，乳酸发酵法能有效而安全地保存食物，让耐盐乳酸菌享受竞争优势。因此，对腌制工艺、存放无问题的产品无须过分担心亚硝酸盐的问题。

3 “断舍离”——厨房里不许出现的东西

抵制所有的食品添加剂和化工原料，不建议大家去外面吃饭

讲完厨房必备的东西，我们讲“断舍离”——厨房里不许出现的东西。厚朴食堂的饭好吃的一个主要原因就是没有乱七八糟的添加剂，除了我刚才说的厨房里必备的那些东西以外，没有其他东西。

我自己的厨房里不许出现的就是味精、鸡精。现在我看很多地方又出现了鸡汁，还有各种调料包。

我为什么反对鸡精和味精呢？

在美国专门有一种过敏性疾病叫中国餐馆综合征（Chinese restaurant syndrome），就是这些外国人到中国餐馆吃完饭以后，回家就开始全身瘙痒、口渴，身上起红疹，过一两天才能消停，最后就起了这么一个名。是什么原因导致的？就是味精闹的。很多人跟我抬杠说：“味精不就是从海带里提取出来的纯天然的调料吗？你为什么要反对？”

因为按中医理论来讲，味精是一种咸、鲜、热的食材。如果你跟海带一起吃，海带所含的其他东西能跟它有个平衡，它就不会对你的身体造成邪热；如果单纯把它提出来放在不该放的地方，那就不合适了。现在饭馆里的厨师离开鸡精、味精以后就不会做饭了，或者做出来的饭不好吃，就是这个原因。

很多人炒青菜都要加点儿鸡精和味精，但吃完以后会动心火，助长邪热。现在又有报道说吃味精会导致尿酸的潴留，也是高尿酸血症的致病原因之一。厚朴有一个西医老师叫陈维礼，也是我们八期的学生，他有查阅文献的习惯。突然有一天给我发消息说：“徐老师，你几年前说的事现在验

证了，他们发现味精和鸡精会导致尿酸升高。”我说：“不是我发现得早，而是我从理论上推断这个东西就不对。”

我们向食品里加盐会导致血液黏稠或高血压，这是罪魁祸首，如果再加鸡精、味精，对现在营养过剩的人来讲就是火上浇油的事情。因此，鸡精、味精不要出现在厨房里。

第二个不要出现在厨房里的是蚝油。很多人说：“不用蚝油，怎么做蚝油生菜？”我做蒜蓉生菜，不加蚝油。蚝油又是食品行业的一个黑幕，大家知道蚝油是怎么提取的吗？把生蚝蒸煮后的汁液放在锅里煮，最后浓缩成汁。真正的蚝油很费时、费料，成本也很高。现在市场上的蚝油是什么？不知道是什么，反正我个人认为现在的蚝油不值得出现在厨房。如果真要用蚝油，可以直接到菜市场买点儿鲜牡蛎，回家自己一煮，煮出来的汤就是鲜汤，用它就得了，不要用蚝油。

关于冰箱的正确用法

另外我说一下“断舍离”的一个重要内容——剩饭的问题。很多人家里有冰箱，冰箱是干吗的？放剩饭。吃剩饭就算了，关键是吃剩饭导致自己上吐下泻就不对了！很多人把剩饭放在冰箱里，今天热大前天的剩饭，明天热前天的剩饭……最后吃了十多天全是剩饭。我不反对吃剩饭，因为大家都是从穷日子过来的，是吧？

有些饭反而是剩完以后再加工更好吃，比如蛋炒饭，用现焖的米饭做蛋炒饭就不好吃，肯定得放一夜，放凉了、硬了，做蛋炒饭就好吃。

再比如剩下的鸡蛋饼等各种饼，第二天切成丝儿，用点儿绿豆芽，干煸点儿肉丝，然后可以做炒饼，也挺香的。

还有我说过如果鱼剩下了，可以拿鱼头、鱼刺，还有鱼皮冻一起回锅，加点儿胡椒粉、香菜做个汤也挺好。就怕在冰箱里放了很长时间，再拿出来热得不均匀或不彻底，最后把自己吃坏了。因此，“断舍离”就是该倒的一定要倒。

另外，放在厨房里的东西，大家有一种错误观点，好像低温储存就不会坏。但是以我的经验告诉大家，冰箱里的东西照样会被细菌感染，而且能在冰箱里存活的细菌生命力极强，对我们身体的伤害也更大。

因此，我们要养成以下习惯：第一，冰箱里放的东西要用保鲜盒或保鲜袋隔离，别串味。第二，放的东西一定要标注日期。以前听过一个笑话：家里的母鸡下蛋了，主人就在上面写下时间，都挨个放在冰箱里，结果拿出来一看，上面都写着俩字——“今天”。其实，就算是鸡蛋放的时间长了也会出问题。因此，我们要标注好剩饭的日期，然后用很好的隔离方法把它隔离开，如果发现有坏的，赶紧倒掉，不要让自己冒任何吃剩饭把自己吃坏的风险。

其实真正意义上来讲，我个人认为家里都不应该有冰箱，但我们现在家里都离不开冰箱。从行医的角度来讲，我觉得冰箱是导致现在人们生病的一个主要因素，因为人们动不动就把冷冻或冷藏的食物拿出来吃。其实，现在物流、超市这么方便，现买、现做、现吃，这样是不是更好一点？

冰箱里应该放一些比较容易保存的干货或鲜货。我以前说家里要有点儿火腿，要放块豆腐、放点儿鸡蛋，就是为了回家以后，哪怕来不及去商店买东西，拉开冰箱就有东西吃。

4 储物的基本常识

家里肯定要储备一些粮油米面，这些东西的存放确实是应该讲究的。接下来我讲一下关于储物的基本常识。以前不懂，朋友、学生、病人送了我很多茶叶，结果我把茶叶放坏了。我的一个茶道老师赵英立赵老师来看我的茶，他说："很可惜，这茶放坏了。"我说："怎么叫放坏了？"他说："你应该买个冰箱。"我说："冰箱很贵。"他说："你这盒茶就值一个冰箱。"

很多东西的储存需要温度相对低一点，存放在阴凉、通风的地方。比如火腿，我从中国偷偷背着一条金华火腿去日本，结果却忘记了正确的储存方法。我在汤河原住的地方比较潮湿，火腿放在屋檐下没晒太阳，上面全变哈喇了，就是没存放好。还有红酒的存放，应该有酒柜。以前有人送我挺好的红酒，我放到诊所向阳的储物间，结果我们西餐课的老师王星辰他爸帮我收拾红酒，一看："哇，你这么好的红酒，智利的'活灵魂'。"一千多块钱一瓶，打开一看变成醋了。

我建议大家，还是用老方法，找一些材质很好的陶瓷或粗瓷的缸、瓮，去放米面油。瓮的好处是什么？它的内部有一个相对阴凉的环境，另外它是透气、通风的，比我们现在用的塑料桶、金属桶把食物闷在里面好得多。

这样保存对食物也好，当然我们也不可能保存半年、一年，也要经常换、经常吃、经常流动。即便就在这三个月或半年的时间，我们也应该想办法把它储存好。这就是我们讲的储物的基本常识。

第10章

柴：用火和用油的基本常识

我们要把相应的厨房用具都准备好，还要做好“断舍离”——把那些不该用的东西扔掉。利用食材的本味，利用我们几千年来积累下来的配伍用药或配料的经验，自然能做出好吃、营养又有益身心健康的饭。

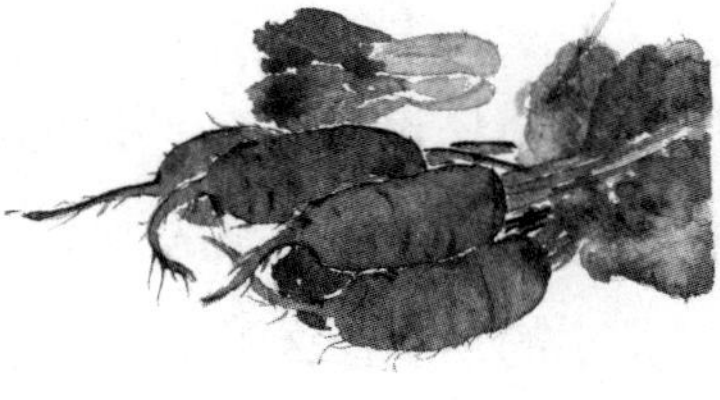

1 用火还是遵从老祖先的生活习惯为好

我们在大城市里用火，基本上用的是液化气或天然气。大家可能听我以前讲课讲过阴火和阳火的问题。古代人用的是柴火，柴火就是阳火，阳火有个特点是拿水能扑灭；我们现在用的天然气、液化气的火叫阴火，可能拿水越浇，火越旺，因此只能用土隔绝，用覆盖的方法把它扑灭。

阴火和阳火有一个最大的区别，大家能感觉到，就是好像用柴火灶做出来的饭比较香。这不是心理感受，确实是这样。现在城市里都不让人在外面点柴火灶，如果点了，马上城管、消防就过来了。我自己用过柴火灶，在日本的时候有一个非常好的取火的炉子。

阳火做饭香的主要原因是什么？一方面，它对烹饪食材产生了影响；另一方面，在用阳火的时候对做饭的人也有影响，火本身就在炙烤、烘烤你，因此在做饭的过程中你本来没怎么着，被火苗热感染以后，身上会冒凉气，胃肠会出现蠕动，然后就出现一种饥肠辘辘的状态，这时你再吃用柴火灶做出来的东西，就觉得特别香。

也别那么讲究了，因为现在只能用阴火，阴火还算是好的，我比较抵触的是现在用的电热，有的就纯粹跟以前咱们烧电炉子一样，用电阻丝的热去加热。

1997 年我在美国堪萨斯威奇塔市的时候，用的灶台就是电热的，打着以后底下红了，上面放个平底锅。在那儿没法炒菜，为什么？咱们的锅是凹形的，那里的灶台和锅是平的，炒什么菜都是一个温度。凹形的锅在底下的热度和边上的热度是不一样的，有不均匀的受热，因此炒出来的菜有一种层次感；平底锅炒出来的菜全是一个味。

我在龙头公寓住的时候，用的也是电加热的灶台，炖肉、煮饭、蒸饭挺好的，但是炒菜不行。但现在又流行电磁炉，烧水、泡茶或有时候看人在家里做饭都用电磁炉。我觉得电磁炉还是要观察一段时间，因为电磁本身对人有什么样的影响、对食材有什么样的影响，还需要时间或人去试验、积累数据。

我治过很多失眠的病人，发现了一个问题，给他们开药，他们回家如果是把药袋放在水里泡热了喝，晚上就能睡着；如果是把药倒出来放在电磁炉上加热，喝了晚上就睡不着。因此，电磁对人的影响或许还是存在的，只不过我们现在没有意识到这个问题。电磁炉，我觉得咱们只要有条件能不用就不用。

还有一个现在厨房常用的电器，微波炉。微波炉很方便，把食物放进去，设定好时间一会儿就热了。我观察微波炉的加热好像是从内而外的，比如把一个馒头放进去，加热完了以后馒头中间就变硬了。微波炉我也不建议常用，因为微波本身对人是不是有影响，现在也不好说。我在国外的时候，我们同事和老板基本上喝杯咖啡都拿微波炉加热，我看了以后觉得不感冒。

还有现在流行的空气炸锅，空气炸锅有个特点，网上卖得挺火，二手网站也卖得挺火，为什么？用几次就扔了。空气炸锅我也不推荐，理念上挺好，用高速流动的热风直接把食材本身的油脂“逼”出来，省得在外面加油。好像外面的油少了，里面的油能出来，但是在那种密闭空间的高温，还有那种材料的情况下，会不会产生其他东西？我现在还持一种怀疑态度。

因此，基本上来讲，我们用火还是遵从老祖宗的生活习惯为好，因为几千年来就是这么用下来的，对那些新奇怪异的东西，我们应保持一种审慎的态度观察。

有的同学在论坛上说：“家里是不是买个搅拌机、切菜机等机器？”我是这么一个观点，做饭本身是个过程，这个过程本身就有乐趣，如果真都让机器取代了，你去干吗？没必要。我个人认为，还是自己动手，丰衣足食为好，虽然笨点儿，切的东西厚点儿、粗细不匀点儿，但自己动手本身对自己是一种行为上的规范或训练，也能感受一下做饭的乐趣。

2 厨房用具之电子炉具对比

电饭煲：通过发热盘即一个内嵌电发热管的铝合金圆盘将电能转变为热能对食品进行加热，发热盘的主要发热源是电热丝。

电磁炉：利用交变电流通过线圈产生方向不断改变的交变磁场，使交变磁场中的导体内部出现涡旋电流，涡旋电流的焦耳热效应使导体升温，从而实现加热，这就是电磁感应现象。电磁炉就是应用电磁感应原理进行加热。

微波炉：利用微波对食品进行加热，即利用食物在微波场中吸收微波能量而使自身加热，加热是由内而外的。

电陶炉：采用红外线发热技术，经炉盘的镍铬丝发热产生热量进行加热。

电烤箱：电阻丝在电流的作用下发热，通过热传导的原理进行加热，加热是由外至内的。

电饼铛：与电烤箱相比，它是接触性加热，电烤箱是非接触性加热。

3 用油、用火有大小的区别，但我们还是尊重家常

我们秉承的理念是尊重家常，我们是做家常菜，不是饭馆做菜，我们也不是专业厨师。但我们是一些有知识、有文化、有理论、有实践的热爱生活的中医。很多人就说："我不喜欢在家吃饭，因为家里做不出饭馆的味。"我前面说了，饭馆加了很多你不知道的东西，因此家里的饭菜没有那个味。

而且，饭馆的灶台和家里的灶台是完全不一样的。怎么不一样？饭馆的灶都是大火带着鼓风机往出喷，厨师的脚底下还有一个按钮掌握喷火的强度，那种火达到的温度和强度是家里的灶台不可能达到的。你想炒菜好吃，用家里的比不了外面的，但有一个方法可以弥补这个弱点。

这也是我看了很多人做的美食视频以后得出来的一个结论。为什么我炒的菜不香，没有锅气？其实，你炒的菜也可以很香、有锅气，但没有锅气的原因在哪儿？因为你被视频误导了。

我当年买了十盘部队食堂厨师教学的录像带，然后一个一个照样做。为什么说你被视频误导了呢？因为你把厨师在饭店大火炒菜的翻炒颠勺的频率放到家里了。视频里厨师哗哗哗地颠勺，但他用的是大火、冲火，在家里就不能那样做，你得憋口气，数5~10秒，然后再翻一下；如果你那么频着翻，相当于那儿还没弄热，又被卷走了，做出来的菜就是软塌塌的、半死不活的状态。

我们在家里炒菜的时候，大家记住要看油温（我建议家里必备的几个东西，除了定时器，还要有个温度计，这个温度计量程不是100℃，而应该是300℃，因为很多高温的油，比如茶籽油的温度就会有200~300℃）。在你没有完全学会做饭之前，先来个标准和量化，家里要准备量杯、小秤。在初学的

时候不要有“少许”这种概念，就精精确确地放盐、放碱、放油，这样就量化了。油温上来以后，一般五成热的时候，就会看到锅的中央在微微地翻滚；然后到七八成热的时候，基本上整个锅底在翻滚；到九成热的时候基本上就会冒烟。

因此，你在炒菜的过程中一定不要学专业厨师翻炒的频次和节奏，慢慢地觉得锅稍微有点儿冒香气、冒烟了再翻炒，这时食材内在的香气才能被锅气激发出来。

我反复强调，煎葱花蛋饼的时候，葱花一定不要裹在鸡蛋液里下锅，因为鸡蛋液本身就把油温降得很低，葱花是焖熟的，不是炒熟的。如果不是炒熟的，葱花的香味就出不来。

咱们做不出跟食堂大师傅一样效果的第二个原因是什么？食堂大师傅（尤其是中高档餐厅的大师傅）舍得放油，行话叫宽油。他们的厨房基本上有一个放炸完东西的油的盆子，炸完东西以后，把食材留下来，剩下的油就留在盆里了，加热以后放点儿淀粉进去一捞，油就又干净了。

比如做扬州炒饭，一个关键就是炒蛋，要把鸡蛋炒香，炒得焦脆。我们在家炒顶多是什么？煎鸡蛋，放点儿底油，然后把鸡蛋放上去，黄了翻个面。你到真正的食堂看一下，师傅们炒鸡蛋不叫炒鸡蛋，那叫炸鸡蛋（他们叫炸鸡蛋酥），倒半锅油，然后把鸡蛋液倒进去，整个鸡蛋就变成酥酥脆脆的，跟肉松似的就飘起来了，捞出来备用。再炒火腿、米饭，然后把炒好的鸡蛋放进去。在家里炒菜，一家三四口人，炒完菜后剩一锅油，基本上不太可能。

用油、用火有大小的区别，但我们还是尊重家常，什么意思呢？

外面饭馆的菜是好吃，但是不养人，为什么不养人？凡是勾起你欲望的东西，都是在消耗你的精气神。家常饭没有那么勾魂，它不会透支你过多的精血，也不会让你产生心理上的依赖，总是想着去哪儿吃一顿。以前有些无良商家还在调料里放罂粟壳，让你动不动就想去吃……这已经是在害人了。因此，我个人认为，只要你摸清楚家常菜的规律和特点，也可以做到有锅气、好吃，而且这种好吃是一种养人的好吃。

我也见到很多很高级的大厨回家做饭反而不咋地，其实这里面就是一个用火、用料和用油的问题，他离开味精、鸡精做出来的饭就不是那个味道，他离开猛火、宽油就做不出那种锅气。但我们一定要把它做出来。

最后，在我们学习中医美食课之前，我总结一下，叫“工欲善其事，必先利其器”。我们要把相应的厨房用具都准备好，还要做好“断舍离”——把那些不该用的东西扔掉。利用食材的本味，利用我们几千年来积累下来的配伍用药或配料的经验，自然能做出好吃、营养又有益身心健康的饭。

第11章

烹饪的基本概念

我们在不借助油，不借助水的情况下，就有这么多把食材弄熟的方法，而且每个方法都会产生不同的风味。有意思吧！你这辈子别说把这些炮制方法做一遍，都尝一遍也算不枉此生。

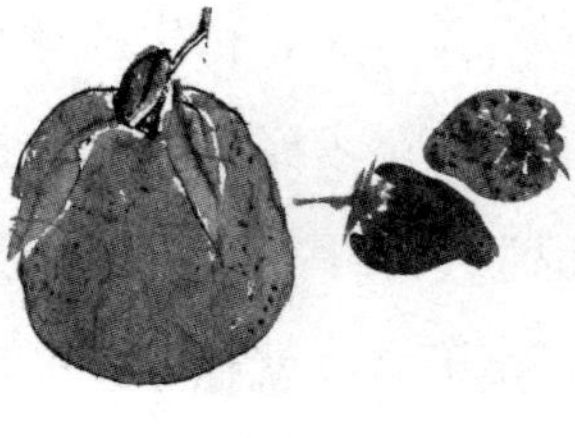

1 研究烹饪，首先要知道基本概念

本章开始讲什么呢？讲烹饪的基本概念。

知道我的人都了解我研究中医是从研究汉字开始的，也就是从认字、识字开始的。我大概用了十年的时间，写了一本书叫《字里藏医》。

“字里藏医”是啥意思呢？就是以深入浅出的文字厘清中医最基本的词汇。没办法，如果中医的很多基本概念你搞不清楚、搞不懂，研究中医都是胡扯。有的人说：“你的意思跟我的意思完全是蛮拧。”研究汉字对我的帮助很大，受益匪浅。因此，现在厚朴筑基班的第一门课就是学《字里藏医》。

烹饪这件事更有意思。现在人们的脑子里都形成一种观念——好像孩子学习不好，考不上大学，也考不上大专，就送到技校学厨师，有碗饭吃就行。人们普遍认为厨师的文化素质偏低。厨艺传承基本上是师徒口传心授，心领神会。因此，很多厨师说的话或厨师界的话，其实很多情况下他连基本概念都是不清楚的。

为了研究这个问题，我还去查阅古籍、典籍。每个在烹饪里用到的词或字，我都要搞清楚它的本意是什么，衍生的意义是什么，真正的含义是什么。当然我们也欣喜地看到，随着经济水平的提高，厨师的社会地位也在提高，整个厨师界的知识学术水平也在提高。我跟一些烹饪大师交流的时候，也能学到很多东西。接下来我就把烹饪过程中一些基本的字给大家捋一遍。

2 食材直接跟火发生接触，这是最原始的烹饪方法

先讲用火，因为我们吃东西其实就是把生的弄熟，说起来简单，但就是这么个事。我跟我老婆提的要求就是，你把吃的弄熟了就行，因为我能讲究，也能将就。

弄熟的过程就需要用火。我们在烹饪的过程中会接触很多带“火”字边的字，有的是左边写个“火”，有的是底下出现四个点，大家记住，底下出现的四个点不叫四点水，其实是火的简写。因此，煮、煎、焦，包括烹饪的烹，底下的四个点都是火。只要跟用火相关的字，我们先给它捋一遍。

直接跟火发生接触不通过其他媒介（当然不可能不通过空气，空气就不说了），这是最原始的烹饪方法，大概有以下这么几个字。

第一个字，就是我们经常说的烧；第二个字，就是我们经常说的炙；第三个字，就是烤。

烧：最原始的做法，比较粗糙

烧有广义和狭义两个说法，因为它动火，所以我们说只要动火做饭都叫烧，比如烧饭、烧水、烧汤等。但它最早的意思是把食材放到火里，我们现在经常会看到一些野外生存的视频，人们逮着一只兔子，然后将其插到一根棍上，再把棍伸到火里来回转，这叫烧。只要食物跟火苗发生接触就叫烧。

烧是一种最原始的做法，比较粗糙，会有什么问题呢？有的地方黑焦，有的地方没熟，烧出来的东西并不好吃；而且火焰是顶端和外焰的温度最高，里面的温度反而是低的。

炙：把食材放在火苗的顶端；烤：利用火焰的外焰

后来人们发现了这个以后，就出现了两个直接利用火焰来烹饪食物的办法，一个就叫炙。炙上面的“月”就是肉，底下是“火”，根据汉字造字法，炙就是把食材放在火苗的顶端，利用火苗上升的热气或热辐射把食物弄熟。而且食物炙出来的油脂滴到火上，又增加了火焰。

炙的办法我们到现在还经常用，大家叫烤羊肉串，其实应该叫炙羊肉串。炙的办法是从古至今流传下来的。

炙的好处在哪儿呢？我个人认为一是能把动物的血水和油脂逼出来，另外稍微带点儿焦黑的东西能帮助消化。焦苦会入心，苦温的东西能泻心。如果你食积顶到嗓子眼，顶到心上的寒痰或瘀血，吃这种焦苦的食物就能促进消化，这跟吃饭焦和锅巴的意思是一样的。

炙底下的火很讲究，比如在野外生存用的是干柴火，如果是湿柴火就会冒烟，效果也不好。还有用炭火的，就是我们说的大同煤炭，效果就更差。如果讲究的话，就选用一些带香味的果木或其他木头来炙食材。

这里面还有讲究，比如烤兔子肉就用花生壳，用硬木烤出来的兔子肉又硬又柴，用花生壳烤出来就很酥烂、很香。还有最著名的北京烤鸭，就不是北京炙鸭，它是利用果木燃烧的火焰的外焰，因为它围了一圈。

我在新疆看到过烤馕的炉子，里面生着炭火或柴火，馕做好就贴在炉子的外壁上，利用火焰的外焰把囊烤熟。我们说坐在火堆边上烤火其实也是利用外焰。很多人说：“火烤胸前暖，风吹背后寒。”其实这是把体内的寒气逼出来了。

现在能想出来的用火，其实是一种噱头，比如上菜后弄点儿酒精，哗一下点着。还有日料店，拿火焰枪往寿司上喷，这就叫烧，因为食物直接跟火焰发生接触了。这些都是噱头，没有什么实际的生活意义。

熏：增加食材很多特殊的风味

用火还有一个方法叫熏，这个方法当然不可能把食物弄熟，但会增加食材很多特殊的风味。比如我们喝的正山小种就有松烟香，因为是用松烟熏的，所以带了一种特殊的味道。熏鸡、熏肉其实都是用没有完全燃烧的火发出来的烟熏的。

在家里也可以做，锅上铺一层锡纸，锡纸上放糖和干茶叶，其实相当于炮。火通过锅又通过锡纸到了茶叶和糖上，就产生了烟，然后把食材放进去盖上盖，一方面它会上色，另一方面它会出现一种烟熏的香味。

我们去四川的时候，看到山上的农民家里都有火塘，山上有木头，火塘里的火基本上是常年不灭的。火塘上挂的几乎全是腊肉，其实腊肉就是熏肉，因为火塘的烟通过天井散出去，会经过这些肉。在古代没有冰箱保鲜的情况下，就会通过这种方法保存食材，不被细菌、病毒、微生物腐蚀。熏是一种保鲜的手段。

3 不跟火焰直接发生接触的烹饪方法

下面再跟大家讲一些字，第一个字叫煨，第二个字叫炮，第三个字叫烙，第四个字叫煸。

这些字的意思是不跟火焰直接发生接触，而是通过一种介质把火的热量传导给食材，可以是石头、铁、铜、陶、瓷等。这里面有个条件，这个介质是固体介质，不是水也不是油，我们先把概念理清楚。

煨：通过泥土或灰传导热量到食材

先说一下煨。我们小时候都烤过土豆，我小时候住在大同西门外，其实西门外原来就是荒郊野地埋死人的地方。我们那会儿疯跑着玩儿，挖土豆，大同炭也多，我们就点上炭，垒一个“小炮楼”，点着了不是去烤土豆，而是等炭烧得差不多了，再把火弄灭。在炭火灰底下弄一层土，把土豆放进去，将炭火灰盖上去，然后出去再玩个半个小时到一个小时，回来刨土豆吃，香得不得了，而且是从里到外的熟。烤土豆很可能出现外焦里不熟的情况，外面被火的辐射炙烤，外面烤黑了但里面还是生的。

煨就是通过泥土或灰传导热量到食材，这个方法也是一个很好的中药炮制方法，能避免火焰直接辐射对食材或药材本身造成伤害。比如中药里有一种姜叫煨姜，煨的姜就是生姜。如果想把姜里的水分逼出去，长久保存或提高它的药性，就把生姜埋到热的草木灰或炭火灰里，这样效果是最好的。

煨的办法扩展到厨房用于烹饪的时候，就是用一种特殊的砂罐或砂锅，传导火焰的热量。通过砂罐和砂锅传导火焰的热量能达到什么目的呢？就是能把那些质地特别硬、密度特别高、营养特别丰富的食材做熟，而且做透、做烂。这些食材如果被急火烹饪，可能烧着了也“宁死不屈”，只有通过砂锅慢慢煨的方法，才能把食物弄熟，弄好吃。

有人说：“这不是炖吗？东北乱炖，什么都可以炖。”这跟炖的锅不一样，铁锅炖大鹅叫炖，煨是用特殊的砂锅或陶瓷锅。

以后会讲到一些煨出来的特别高级的食材，比如干贝、干鲍、特别硬的蹄筋，还有一些比较老的牛肉。

有人说老牛肉不好吃，那是不会做。任何东西都有它的特点，至于是优点还是缺点，在于你怎么处理它。包括我们经常说的福建菜佛跳墙，你看佛跳墙里有什么？所有的山珍都在里面，所有的海味都在里面，怎么做？只能用煨的办法。

还有一些地方做甲鱼也是用这种方法。对这种特别高级的、营养密度大的食材，我们只能用这个办法。有人说：“徐老师，用高压锅行不行？”

行啊，你直接去吃方便面，直接去下馆子吧，何必跟我学呢？

记住一句话：方便出下流。任何东西都需要时间、需要精力、需要功夫，如果缩短了时间，不下精力，不用功夫，做出来的东西味道就是不一样。这个东西谁也骗不了，记住这个“煨”字。

小时候吃过的地瓜，其实也是埋在灰里，这就叫煨，你能想象那种穿透力。其实，我们也用这个办法治病，比如把人埋在热沙子里，那股热能穿透得很深。睡炕算什么呀？算炮烙。

炮：用一种物质把食材包起来然后放进火里

下面说一下炮（páo），比如中药的炮制，炮制的炮是啥意思呢？就是用一种物质把食材包起来然后放进火里。大家第一反应是什么？叫花鸡，是吧？

其实炮这个字是用得最广泛的，它衍生出来就是通过火，通过砂石或泥块、泥土来传导热。这种泥土不像煨，煨的土是粉末状，埋在土里或灰里；炮是通过块状、粒状的泥块、石块、砂粒传导热，然后传导给食材，这样可以避免火焰对食材的直接破坏和伤害。

举个很简单的例子，叫花子偷了只鸡没法处理，直接就弄点儿烂泥、湿泥给它糊上，一整只鸡就放到火里，不是烧，也不是烤，就是炮。等泥土烧干巴，一撕泥土，就把鸡身上的毛也带下来了，然后呼噜呼噜就吃了，很形象是吧。

现在的炮，说一个最普遍、最常见的例子，就是糖炒栗子。街上卖糖炒栗子的地方，大铁锅里放栗子，然后铁棍不停地搅拌，但你发现没有，锅里不光有栗子，还有沙子。为什么有沙子？因为如果不放沙子，炒栗子就变得外焦里不熟了——铁锅的热把栗子皮烫得焦黑，里面的仁又不熟。因此，炮是通过间接传导热让沙子把热传导给栗子，糖是出锅时的点缀，这是你能看到的。其实，炒瓜子、炒花生都是这么做的。

这些小时候我爸都教过我，我爸给我讲过这个道理。比如炒瓜子是用大盐粒炒，大盐粒传导热，炒的瓜子还自带一种咸香。以后我会讲葵花籽，葵花籽是最补心气、补心阳的。如果你觉得活着没意思，你就吃点儿葵花籽。很多人说嗑瓜子停不下来，为什么？就是补心气，上瘾了。还有人嗑出一副瓜子牙，一张嘴门牙上好多锯齿。

很多中药也用炮的方法，比如附子，有一种炮的方法就是把它切成片后放在热的沙粒或石砾上，让它变得酥脆、膨胀，激发它的药性。激发药性是让它往体表走，从骨头往经脉上走，叫炮附子。不经过炮的附子，我们管它叫生附子。生附子的毒性比较大，就往心脏（臓）走，能治很危重的病症。

现在我们用炮的方法也有很多，比如用锡纸把食材一包放到火里。在日本，我家有个烧柴的火炉子，我试过很多次。

还有一个字叫焗，其实也是炮的一种。它经过了两个介质，一个是砂锅，另一个是盐粒，把食材埋到盐粒里弄熟，这就叫焗。

其实也可以不用盐粒，广东人经常在砂锅里放上各种食材作为铺垫，然后把鱼块放进去，不加水，加点儿料酒，就靠热最后把食材全弄熟。

烙：把食材放在铁器或石器上做熟

下面说一下烙，烙是把食材放在铁器或石器上做熟的一种方法。这里没有包的问题，也没有掩盖、封闭的问题，比如我们经常说的烙饼。以前有个酷刑叫炮烙之刑，就是把大铜柱子烧红，让人往上走，一走一烫，太残酷。

北方是睡炕，现在想起来也叫烙。很多人觉得炕烧太热了，翻来覆去“烙饼”；很多人是心里有火，翻来覆去睡不着，辗转反侧，寤寐思服，这也叫烙。

烙也是现在常用的一个烹饪方法。举个例子，山西的一些旅游风景点会卖一种石头饼，陕西也有。什么叫石头饼？就是把小石子烧得特别热，然后把发面饼盖在石头上烫熟，熟了的饼上有坑，吃起来酥脆焦黄，很好吃。

还有锅里可以不放任何油，就把发好的烫面或生面的饼放上去，把它弄熟。直接对着介质——铁锅或铜锅，这是烙。

煸：将介质放到锅里，然后把食材放进去

然后是煸。我们会经常用到煸，也是将介质放到锅里，然后把食材放进去。煸的特点是需要反复翻动，不然就会炒坏、炒焦。煸的目的不是把食材弄熟，是把里面的油脂或水分弄出来，这是煸。

比如煸个扁豆、辣椒，你做虎皮辣椒时可以油炸，把黄皮炸出来，也可以干煸把它煸出来。还有煸肉丝，把肉里的油脂煸出来。

烘焙：用煨或炮的方法，隔热传导把食材弄熟

下面讲一下现在比较流行的做法，很多新时代的女性，除了练瑜伽以外就学烘焙。烘焙是西餐的一种做法，大家觉得很时髦、新鲜，而且做出来的东西也好吃，还能发朋友圈分享，因此，烘焙这种烹饪方式很流行。

烘焙的背后其实就是大家生活好了以后，从吃饱慢慢向吃好过渡的情调、情趣，是一种精神享受。吃小点心、喝下午茶是一种社会进步、经济发达的表现。大家都还在吃卤煮火烧的时候，是没有这个闲情逸致的。

烘不是炙，也不是烤，比它们稍微弱一点，是用火、电热或加热空气以后用空气传导的热度把食物弄熟。它肯定是在一个密闭的空间，而且里面有这种热烈的气氛。这样做出来的食品比较中正、平和一些。

烘焙的焙我们也经常用，其实它是中药炮制的方法之一。我们经常说把一个东西焙干，比如古代用一些动物药需要把它打成粉，打成粉之前就要把它焙干。我们用的还是类似煨的方法——底下生柴火，然后放上瓦

片，通过瓦片传导热，再把动物性的食材放上去，就叫焙干了。现在做小饼干、小点心的方法，其实就是用前面的煨或炮的方法，隔热传导把食材弄熟。这就是烘焙。

炼：煸的升级版

最后我讲一下炼。我们经常说冬练三九，夏练三伏。常用的有两个字，一个是绞丝旁的“练”，一个是火字边的“炼”。炼在烹调中常用，是深度的烧的一种，也就是说比烧更厉害。我们经常说炼点儿油，就是通过隔着介质——铁锅、陶瓷锅加热的方法，然后把食物里的油脂逼出来，也就是煸的升级版。也可以放到火里炼，但那个炼就等于把油全滴到火里了，你用不了。以后我会讲炼油的方法，也就是把猪板油或猪的大网膜的油逼出来，这叫炼。

讲了这么多，其实就是说中华文明、中华饮食文明博大精深。**我们在不借助油，不借助水的情况下，就有这么多把食材弄熟的方法，而且每个方法都会产生不同的风味。有没有意思？你这辈子把这些炮制方法别说做一遍，都尝一遍也算不枉此生。**

第12章

以水作为介质，把食材弄熟的方法

大家都讨论过吃肉和喝汤的问题，其实这个问题很简单，炖的时间长，所有营养都跑到汤里了；炖的时间短，所有营养都在食材里。你到底要吃肉还是喝汤？做饭前要考虑清楚。

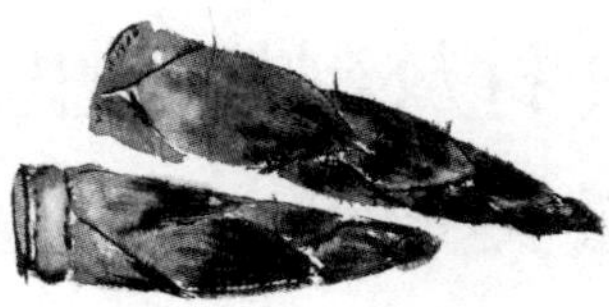

1 烧：通过烧的办法，把汤汁浸到食材里

上一章讲了火，现在讲一下水，也就是以水作为介质，把食材弄熟的方法。

与用水有关的字一般都带“水”字边，三点水。大家能想起来的把食材做熟的方法，第一个字还是烧。为什么呢？广义上只要动火，把食材弄熟就叫烧。它还有一个狭义，正是烹饪里经常用到的，比如红烧、干烧、焖烧，虽然用“火”字边，但用的是汤汁和水。只要是烧肉或烧鱼，肯定有汤，然后通过烧的办法，把汤汁浸到食材里。红烧最后是有汤也有肉，颜色是红的；干烧就是食材把汤汁完全吸收了，就为吃肉或鱼而来。

大家都讨论过吃肉和喝汤的问题，其实这个问题很简单，**炖的时间长，所有营养都跑到汤里了；炖的时间短，所有营养都在食材里。你到底要吃肉还是喝汤？做饭前要考虑清楚。**

因此，烧是以水作为介质做饭的一种方法，当然离不开油。

2 汆：把食材放到热水里直接过一下，时间稍微长一点

还有汆（cuān），不知道大家认不认识这个字，意思很简单，就是入水。杭州有一种食品叫片汆，是一种面食。汆是啥意思？其实汆和烫的意

思差不多。把食材放到热水里直接过一下水，时间很短叫烫一下，时间稍微长一点叫汆，还有的地方叫焯一下水。大家记住，汤在古代的意思不是咱们现在喝的汤，而是开水或热水。古人把温泉都叫汤，现在日本还保留着这个中华文明的传统，我在日本住的地方叫汤河原。

这种烹饪方法到现在还经常用，很多人不喜欢北方那种油油腻腻的食物，酱油、咸盐太多，喜欢粤菜，很多粤菜做法很简单，开水里加点儿盐，加点儿油，然后把生菜倒进去汆一下，烫一下，焯一下，出锅浇点儿料汁就可以吃了。

3 食材带肉叫煮，食材没有肉叫熬，古代的煎是先把东西熬好以后再浓缩

“煮”“熬”“煎”三个字的底下虽然是火，但基本上都跟水有关系。这几个字在古代的意思是不一样的，食材带肉叫煮，食材没有肉叫熬。

那么煎呢？我们现在讲煎是动油，锅里倒上一层薄薄的底油，然后把食材放进去煎。古代的煎不是这个意思，是先把这个东西熬好以后再浓缩，中药里叫“去滓再煎”。

比如煎小柴胡汤，柴胡、黄芩、半夏、党参、生姜、大枣等煮好了，然后把药渣倒出去，把药汤放在火上再浓缩，这叫煎。

要把这个概念搞清楚，我们现在用词，比如煎熬、煎煮，其实都是脑子不够用了，混淆各种概念。你说“我给你煮碗面”，里面肯定有肉；你说“我给你熬碗面”，里面就是清汤面。广东或福建地区吃的粥，比如皮蛋瘦肉粥，就叫煮粥，里面肯定是有肉的；还有的地方放海鲜，就是海鲜粥。

这些东西都跟水有关，也跟煮的食材有关，这就是动水了。

现在日本还留有我们古代的做法，比如日本很有名的关东煮，关东煮里就是有肉的。

4 涮：一种相对健康的方法，比大油、大火要好一些

接下来讲一下涮，先讲一个谜语：外国人洗澡，涮羊肉（洋肉）。小时候我妈治好的一个病人，给我妈送了一个礼物，是一个煎药锅颜色的灰色砂锅。但砂锅的形状很奇怪，其实就是现在火锅的样子，还有盖。我就问我爸："这是什么玩意？"我爸说："这是火锅。"我说："这是干吗的？"他说："涮羊肉啊。"我说："什么叫涮羊肉？"我爸一听，出去买了几两肉。为什么是几两肉？因为大概我跟我妹一人就分了三片羊肉。我爸调了芝麻酱蘸料，中间点上火就涮羊肉。这是我第一次吃涮羊肉。

当时涮羊肉的时候，我还记得筷子不能松，因为如果筷子松了，肉跑了就被别人吃了。我筷子夹的地方还是生的，就涮了一下，吃一口，就体会那种美好的感觉，一下通神了。

我看现在很多地方吃串，其实吃串也是涮，吃火锅也是涮，只不过火锅里加了太辣的东西。太辣的东西我是反对的。

涮就说这么多，至于北京涮羊肉怎么吃，重庆火锅怎么吃，以后有机会再讲。我个人认为，**涮是一种相对健康的方法，比大油、大火要好一些。**

5 炖：最自然、最原始的方法，做出食材本来的味道

明确一下，我现在只讲用水，不讲用油，因此，清炖是存在的。

我给大家讲过，我们去四川虹口厚朴种植基地爬山，上山以后当地朋友招待我们，由当地农家给我们炖了一锅刚从地里摘下来的土豆、豆角，那一锅菜没有油，没有肉，只有很新鲜的菜。其实，清水炖也是一个很好的烹饪方法，千万不要小看。很多人没有吃过那种天然、原始的食物，品尝不到它的味道，总是靠外来的邪气制造一种假象。

我在前面说了鸡精、味精的事，还有人反对，认为鸡精、味精是纯天然的。为什么我总是反对？我告诉大家，鸡精、味精是催欲的，也就是说，本来食物不好吃，但当人被鸡精、味精刺激一下，就觉得它好吃，但这是假的，你能骗得了自己的意识，但骗不了自己内在的消化系统。

被鸡精、味精催起来的食欲、欲火，搞得人本来已经吃够了，营养也够了，还总想出去吃东西，晚饭吃完了想吃夜宵，夜宵吃完了又想去泡吧、蹦迪……因此，催出来欲火真是非常害人！

如果我们能用这种最自然、最原始的方法，做出食材本来的味道，这就是你的心神、身体最喜欢的。可以炖一切食材，但我强调一下，这里讲的没有放油。

6 煲：通过汤汤水水，把食材里的精华溶解在汤里

下面一个字是煲汤的煲。改革开放以后，广东成为前沿地带，用梁冬的话说就是，“开化最晚，开放最早”。广东的一些饮食文化逐渐传到内地，我还是喜欢广东做菜的方法。

其实，广东的中医水平都很高，到那儿讲课会发现跟他们交流没有障碍，还会教你一些中医的原理和常识，还有做饭的方法，比如熬粥的时候放花生油，就是一个广东的病人跟我说的。

我个人认为，不仅是广东，包括受粤语文化影响的圈子，首先煲就很讲究，它是名词，其实是通过汤汤水水，把食材里的精华溶解在汤里。

7 烀：小型高压锅连蒸带煮

下面这个字一下从南蹦到北了——烀（hū）。我查阅了很多资料，也问了一些东北的朋友：“你们总说烀，烀个东西，烀个猪头，烀个猪蹄，到底啥叫烀啊？”那帮人还是给我讲不清楚：“反正我们就是那么做的啊。”

我归纳一下烀的概念，其实就是小型高压锅。什么是小型高压锅？就是连蒸带煮。因为我们是用水的，蒸是水开了以后，水变成水蒸气，然后把食材弄熟。但如果你做饭的时候，底下用的是水，上面盖一个大锅盖，锅盖还挺沉，那么其实是开水和水蒸气把食材弄熟的。但它不像高压锅封得那么严，还会漏点儿气。烀比单纯的煮、炖、煎、熬把食材做得更熟、更烂，烀猪蹄、烀猪头就不在话下。

我们吃饭的时候，如果大家细心观察，会发现厨师盖不盖锅盖对口味有不同的影响，盖锅盖，一种口味；不盖锅盖，另一种口味。有的地方煮面条会把锅盖煮在锅里，叫锅盖面。

8 蒸：蒸的东西滋养人

最后我讲一下用水做饭的最高境界——蒸。我们现在食堂用的是电蒸箱，一个大把手拉开门，把东西放进去。我特别讨厌电蒸箱，因为有点儿憋闷的感觉，我想厚朴的厨房改造的时候，恢复蒸笼，笼屉一排，这种是透气的，气是顺的，我不喜欢憋闷的感觉。

其实，蒸饭和蒸菜是我们中国烹饪的一大特色。你看外国人用火烤面包、烤香肠，他们不像我们会利用蒸汽。

我跟大家说过，我第一个学的是熬小米粥，接着就开始学蒸馒头。蒸馒头的那种气氛，我们是什么感觉？就是蒸蒸日上，不蒸馒头争口气的感觉。大家在目前的这种状态下，厌油腻，不喜欢炒菜，炒菜容易上火。心气不足的时候，我们就吃点儿炒菜、炙肉，比如羊肉串；心情平和的时候，吃点儿蒸菜、蒸饭，还是有好处的。因此，你看蒸馒头和烤面包，你觉得哪种对人好？我觉得长期来讲，还是蒸的东西滋养人。

洛阳有蒸菜。蒸菜是什么东西？拿面粉把新鲜的菜（各种菜，可以蒸一切菜）裹了，然后上笼屉去蒸，蒸熟了以后蘸点儿蘸汁吃。它传达了什么理念？就是在吃菜之前先吃五谷，其实五谷对胃肠黏膜、肠道菌群有一种保护。很多人吃什么菜拉什么菜，金针菇还有个外号叫“See you tomorrow”，如果用面裹这个菜，就不会吃什么拉什么。

我特别喜欢广东，特别喜欢南方，如果南方不潮我就去了，问题是那儿潮。我们去广东吃早茶，弄个小笼屉，水晶饺、豉汁排骨、鸡爪等全是蒸的。既保温，又保持热气腾腾的状态，随时能从笼屉上给你取下来。我觉得蒸菜是将来厚朴要主推的一个项目，我个人认为，少油、少火对人身体来说更健康。

第13章

以油为介质，把食物做熟、做好吃的方法

油是一种很好的介质，它可以把温度提高到200℃，因此在生和焦的中间，除了用水，还可以用油。另外，油有一种特别好的提香的作用，经过油炸，油跟食材本身发生反应以后，会产生一种新的物质，会释放一种香气刺激消化液的分泌。油确实有它的好处。

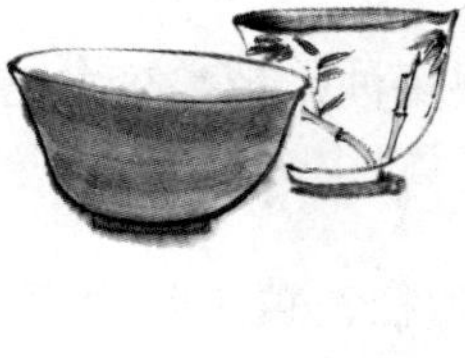

1 炸：放很多油，把整个食材都没进去，然后在里面排干水分，炸出香味

大家都知道，中国人烹饪的特点就是用油。水的沸点是100℃，当水达到沸点时，水就变成水蒸气。油是一种很好的介质，它可以把温度提高到200℃，因此在生和焦的中间，除了用水，还可以用油。

另外，油有一种特别好的提香的作用，经过油炸，油跟食材本身发生反应以后，会产生一种新的物质，会释放一种香气刺激消化液的分泌。油确实有它的好处。

但现在人们用油存在两个问题：一是油用得不对，比如用得太多；二是用地沟油，导致我们的身体出现问题，大家开始讨厌用油了。其实油是必不可缺的。

植物油或动物油，有的沸点高，有的沸点低。比如胡麻油就是低温油，把它烧到稍微高一点温度，就开始冒烟了，而茶油的温度就偏高。之后会专门讲怎么选择这些油，哪些油适合低温，哪些油适合炒，哪些油适合烹，哪些油适合炸……

第一个用油的方法就是炸，念阳平（zhá），不念去声（zhà）。炸的意思很简单，就是油很宽，指锅里的油放的量比较多。这里的宽不是长度单位，是体积单位，就是放很多油，把整个食材都没进去，然后在里面排干水分，炸出香味。

我们大同的主食是黄米糕，黄米糕有素糕，也有炸糕，素糕挺好吃的，若放在油里一炸，起了酥黄、焦脆的皮就更香了。

2 煎：一点薄薄的油，放上食材，把它的一面煎得焦黄

跟炸相对的是煎。水浓缩也叫煎，这里讲的煎是一点薄薄的油，放上食材，把它的一面煎得焦黄，但这种方法不够深入。我做干烧鱼的秘诀就是炸，如果不舍得放那么多油，做出来的干烧鱼就不好吃。你拿做带鱼的方法，浅浅地煎一下，然后说：“哎，老师，我做的鱼怎么不好吃？”因为没炸透，这就是一个舍不舍得油的问题。

3 炒：有煸炒和爆炒的区别

大家基本上认为中国人做饭就是炒。炒就是葱姜蒜炝锅，放油炝锅，然后把食材放进去，会这一招走遍天下，这就是炒。

炒有煸炒和爆炒的区别。煸炒就是慢慢地、一点一点地炒。比如煸炒黄豆芽，在煮它之前先煸一下。

还有爆炒。爆炒就不用说了，火必须大、必须旺、必须冲，油温必须高，然后食材进去翻滚几下。爆炒适合一些特别娇嫩的食材，如果时间长了，它就变得又老又柴，嚼不动，比如爆腰花、爆鸡丁、葱爆羊肉，这叫爆。

4 烹："逢烹必炸"

下面说一下烹。烹有复合含义，它不是一件事，而是两件事，因此，厨师界有一句话叫"逢烹必炸"。也就是说，想烹，食材必须被炸过。什么意思？这是处理食材的一种思路或背后的逻辑。食材本身有异味，如果想把它逼出去，赋予食材香味，怎么办？

逢烹必炸就是先通过高温宽油的方法，把食材里的异味逼出去，然后在它焦渴难耐的时候，把调好的料汁倒进去，一股锅气起来，所有的汁全被它吸收了，这叫烹。

烹的特点是快，饪的特点就是慢。

在古代有很多"虐食"，有一个是把鹅赶到火上，让它踩在铁板上走，给它喝料酒、酱油兑的水，这全是胡说八道，吃这种饭的人都是心理变态。但是对食材的这种处理是有道理的。记住了啊，逢烹必炸。

5 烩：把食材放在一起

烩就是把食材放在一起。我在讲经络腧穴的时候讲过，有的穴位名叫交，比如三阴交、阴交、阳交，交是交叉而过。会是啥意思？比如会阴、会阳、地五会，会是接近而不接触。

中国菜的特点是什么？不是合，不是把大家放在一个盒里，是要让它们发生关系。烩菜是我小时候最爱吃的一种菜，我亲切地把它称为猪食。

人是杂食动物，需要的营养成分有很多。有的人特讲究，这个补肝，那个补肾，还有另外的补心，其实人需要把各种食材都放在一起吃。大烩菜一直是我最喜欢的一道菜。至于里面有什么？有什么都往里放，这就叫烩。但烩菜有可能放油，也可能不放油。

6 溜：特别适合鲜嫩、脆的菜

下面讲一下溜。其实，溜是烹饪界的行话。但是你问厨师什么是溜，他也讲不清。这到底是怎么回事？我给你讲清楚。

溜的特点，第一叫滑，第二叫溜。在溜之前一定有滑，什么意思呢？滑的意思不是炸，也不是煎，而是用低温的油把食材弄熟。油有高温、低温，开了以后，有冒烟的油，也有七八成热的油，还有五成热的油——中间刚刚沸腾，五成热的油特别适合比较鲜嫩的食材。

滑完了以后，再放到锅里勾芡，因此，溜的菜一定是有勾芡的。勾芡以后，芡汁也会挂在比较嫩的、脆的食材上面，这个溜就完成了。

因此，真正形容溜就是，夹起这个菜，可能会稍微往下滴一点儿勾芡的芡汁。溜特别适合鲜嫩、脆的菜。如果你想做得老一点，有焦溜肥肠、醋溜白菜，还有溜肝尖。

7 浸：一种蒸菜，需要利用水和油两种方法

其实，浸就是一种蒸菜，需要利用水和油两种方法。它是先清蒸，比如把鱼蒸熟，然后在上面放油，放油的多少决定了油叫浸或淋。放很多

油，就叫油浸鱼；放少一点油，就用点儿热油把鱼身上的葱丝、姜丝的香气炸出来，这叫淋。这也是粤菜做鱼的一种方法，叫油浸或油淋。

8 泼：把烧得接近开了、冒烟的油，浇在食材上

还有泼。陕西油泼辣子，我在汤河原的时候也做过。我说的这些事我都做过，别以为我就只是一个大夫。

泼是什么？把煮得接近沸腾了、冒烟的油，浇在食材上。我们说的油泼面或油泼辣子都是这么做出来的。大家记住，**真正的辣子不是为了辣，而是为了让你吃东西香。**油泼辣子作为“陕西八大怪”之一，其实就是一道菜，我真的一点都不奇怪。因为辣椒本身就是一种蔬菜，所以掰个馒头，弄点儿油泼辣子放进去，我觉得比肉夹馍好吃，还很香。

葱油拌面的特点是热面浇凉油，把烧好的葱油放凉，然后浇在热面上，它是一种味道；油泼面是煮开了面以后，过道凉水，放上辣椒等各种调料，然后把热油浇在上面。这两个是完全不一样的，很有意思。

9 饪：想做好吃的需要时间，是高压锅代替不了的

最后我讲一下饪。我讲了很多字和词，你们查字典是查不到这些意思的。我写《字里藏医》的时候，写过咳和嗽的区别，你现在去查字典，上

面写的还是：有痰的叫咳，没痰的叫嗽。

之前我讲了气馁的馁，意思是饿过劲儿了。有人说字典上不是那么说的，馁就是饿了。那它跟饿有什么区别？如果你饿了，证明什么？你还有求生的欲望，还有食欲，还想吃。等你吃不到东西，饿过劲，你就不饿了，到时既无食欲，又无气无力就叫馁。你想想得厌食症的人，瘦骨嶙峋都不想吃饭，那个状态就叫馁，很可怕。

大家记住，查《说文解字》也好，饪的意思就是把食物弄熟。但这种弄熟是通过长时间的，不管是用水、用火还是用气的方法。你很难想象，我们煲汤可能需要八个小时，甚至二十个小时；我们炖一锅肉可能需要多少天的时间；我们泡发一种食材需要多少个小时，比如鹿蹄筋连泡带弄可能需要二十多个小时，还得蒸。这些都需要时间，考验的是韧性。

想做好吃的需要时间，那个时间是高压锅代替不了的。

第14章

家常菜的制作里一些其他的基本概念

说一件事情博大精深，好像是一件很虚的事，其实如果你知道它有这么多概念、技巧在里面，就会知道中华美食有多么丰富和宝贵。

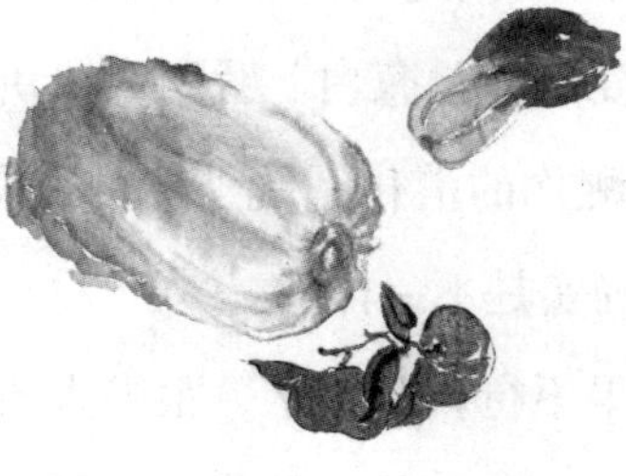

之前我讲了一些烹饪的基本概念，其实是在介绍烹饪的基本技术，给大家留下一个基本印象，到具体做菜、做饭时，还会详细地介绍。说一件事情博大精深，好像是一件很虚的事，其实如果你知道它有这么多概念、技巧在里面，就会知道中华美食有多么丰富和宝贵。

讲完了那些家常的、常用的基本概念以后，我又想了很多，新奇怪异的东西就不说了，我还是想在家常菜的制作里讲一些其他的基本概念，在这里把它补全。

1 炝：用高温的油激发食材的香味

第一个是炝，炒菜的第一件事就是炝锅。我小时候最熟悉的回家的味道，就是我爸在那儿做饭，葱花和姜丝炝锅。我们那会儿炝锅用的蒜不是很多，当时的味道其实就是家常菜的基本味道。

说到葱花，有些南方的同学总给我们提意见，说北方人怎么那么爱吃葱。大家记住，葱不仅是食材，还是药材，尤其是葱白。《伤寒论》在治疗一些濒死的危重症，回阳救逆的时候，用附子都不管用的情况下会用白通汤，白通汤里最重要的就是葱白。我跟大家讲过，葱白是直接通督脉的，刺激你的嗅觉，唤醒你的消化系统功能。真别觉得葱花土鳖、寒碜，有葱花和没葱花的味道确实是不一样的。

有一段时间葱价涨得不行就脱销了，很多人改用葱头。葱头也分很多种，但长得就那样，很多人想用葱头替代葱，其实效果差了很多。切葱头的时候会辣眼睛，而且葱头通鼻子、通督脉的效果比葱白差很多。连卖菜的老太太都知道这是凑合着用，口感肯定比葱花差一点。

很多人讨厌葱花味，很多吃素的人也讨厌葱花味，可能这种人太敏感了，不需要通督脉。但我现在碰到的病人，都失去了嗅觉或嗅觉不灵敏。因此，葱一定要有，走到哪儿先去买葱。

我们现在常用的炝的方法有两种：一种是锅里先放上油，然后把葱、姜、蒜放到锅里，把食材的香味激发出来，这叫后下。还有一种是先放，这种炝的方法，一般在做拌凉菜或清蒸鱼的时候用，怎么用？就是把葱姜丝切好以后放在凉菜上面，或放在清蒸鱼上面，然后你拿一个勺放点儿花生油或菜籽油在火上烧，等油烧开了放点儿花椒进去，把花椒炸香以后，借着油开的劲把油倒在凉菜或鱼上，主要是倒在葱姜丝上，这叫炝。

我最爱吃的面是炝锅面，也是如此炮制。因此，炝就是用高温的油激发食材的香味。

很多人说为了防癌，不下厨房做饭。随你！本身这件事可以提高一个人的嗅觉，是对身体健康有益的事，不要怕呛。

2 焖：在锅里把汤汁里的成分灌注到食材里

下一个叫焖，焖和炖、炖类似，也是连汤带水和食材一起煮。焖和炖、煮的区别在哪儿？焖的汁液比较浓稠。

我记得北京在1995年的时候流行过一个奇怪的饭食，河南的红焖羊肉。这种羊肉一般是冷冻的不太新鲜的羊肉，红焖其实是在汤里放入了一些佐料、酱料或其他食材，通过高温水蒸气煮的方法，连汤带肉一起焖熟，焖熟的羊肉挂着红曲的颜色（我们吃的酱豆腐或腐乳的颜色。南方人吃白的腐乳，我们吃的有白的、红的，还有灰的臭豆腐），把红曲的颜色灌注到羊肉里的做法就叫红焖。除了红焖还有黄焖，就是把黄酱的颜色浸到食材里。

以前我下班后有时懒得做饭，经常到一家回民馆子里点黄焖羊肉，确实很好吃。

焖是什么意思？在锅里把汤汁里的成分灌注到食材里。

3 㸆：把食材放在浓郁的汤汁里，小火让食材一点一点地把汤汁吸收干净

跟焖有点儿类似的一个做法叫㸆，㸆有两种写法，一种是㸆，另一种是焅，它们的发音都是 kào。㸆和焅两个字不仅发音一样，意思也一样，是鲁菜烹饪的一个技法，和前面讲的焖、炖、烀有点儿类似，但也有点儿不一样。汤汁是㸆的主角，里面的食材是配角，把食材放在浓郁的汤汁里，小火让食材一点一点地把汤汁吸收干净。比如干烧鱼为什么不叫干㸆鱼？因为它加的是水，用的就是自身的味道，煮出奶白色的汤汁，一点一点收汁，收的还是自个儿的汁。

㸆就不一样了，有点儿像焖，我前面说了焖的时候加点儿红曲，㸆是汤汁本身的味道、成分很丰富，然后把食材放进去，让食材以外的东西一点一点渗进食材里，最后收汁。举个例子，鲁菜里有酱㸆、奶油㸆、腐乳㸆，一听这话就知道山东菜“浓妆艳抹”。

有段时间流行《舌尖上的中国》里的一句话：“高端的食材往往只需要最朴素的烹饪方式。”在我看来，这跟食材是不是高端没有关系，跟食材是不是好吃有直接关系。鱼子酱是高端食材吧，不需要烹饪；新杀的羊肉不高端吧，不用很复杂的烹饪，本身就很好吃；干鲍是高端食材，如果不经过复杂的手续就不好吃，嚼起来跟橡皮一样。

因此，好不好吃跟食材高端、低端没有关系，跟它本身是不是天生丽质、好不好吃有关系。好吃的东西不需要“浓妆艳抹”。其实，㸆就是“浓妆艳抹”，比如㸆大虾、㸆鲫鱼都是把食材以外的东西赋予在食材里。因此当食材不新鲜或食材不好的时候，可以用这个方法，新鲜食材真的不需要㸆。

4　灼：简单的开水烫熟的方法

灼本来是用火，有一种艾灸的方法就叫灼，有点儿像天然灸，就是用艾草绳的绳头在皮肤上点一下、烫一下，它的火力很集中，留下一个小水泡或小疤，这就是灼。但在烹调的过程中，灼就是一个简单的开水烫熟的方法。改革开放以后，粤菜的烹饪方法逐渐进入北方，比起鲁菜那种大油、大咸、“浓妆艳抹”的做法，粤菜就显得“清水出芙蓉，天然去雕饰”。

我最早吃的白灼的食物，不是白灼菜心，而是白灼基围虾。以前人吃虾都很奢侈，全是海洋捕捞的虾，那会儿养殖虾刚刚兴起，因此大家觉得吃虾很高级，养殖以后居然能吃虾，而且是活虾。

我那会儿不懂怎么吃虾，记得是去成都开一个中药材的编辑会，吃饭时我拿着虾就往嘴里放，边上一个广东来的老师告诉我：“徐老师，得这么吃——把虾头摘了，把里面的东西挤出来，然后把虾皮剥了，蘸着料汁吃。”这就是白灼虾的吃法。

后来有了白灼菜心，除了用开水烫或焯一下以外，还诞生了新的吃法——浇汁，就是白灼汁。拿开水烫后总得加点儿什么吧？其实加点儿盐就可以，加点儿好的黄豆酿的酱油也可以。

5 扒：把一片一片的肉摆放得很整齐

扒，你说念 bā 还是念 pá 呢？我们经常说扒肉条，没有人问扒肉条是什么意思。其实，扒是一种烹饪的技法，也是一个摆盘的方法，就是把一片一片的肉摆放得很整齐。扒本身不管是蒸、煮、焖、炖，最后还是要上勾芡挂汁，然后把它整整齐齐地排好。

扒的特点是酥软烂，很入味、很容易消化。以前在大同能吃碗扒肉条是很高级的事，肉上面的皮炸了以后变得像虎皮一样酥黄，最关键的是，过油把扒肉条里本身的脂肪煸出来，再通过炖、蒸的方法让汤汁进去，真是解馋，确实好吃。

6 贴：只拿油、火烘烤或焙干一面，另一面是不过油或火的

贴就很通俗了，比如锅贴，在日本吃饺子是没有水煮的，全是锅贴。而且在日本特别有意思，日本人把饺子当菜吃，不认为那是主食，而是副食。因此，他们就以煎饺子、锅贴居多。

贴跟烙饼、煎饼的区别在于，贴是只拿油、火烘烤或焙干一面，另一面是不过油或火的。一面嫩，一面焦黄，这是它的特点。

比如贴饼子，锅里炖着鸡、鹅或其他肉菜，在大铁锅的边上贴上玉米饼子，大家记住只贴一面。北京卖的灌肠也叫贴，一面是猪油，另一面拿淀粉做肠，就煎一面，一面焦黄，还薄厚不均，咬起来一边脆一边嫩一边酥，很有意思。

基本上用火、用油的字以上内容都概括了。

第 15 章

不是厨房中当场准备或需要长时间准备

关于榨油，大家最好能找到用古法榨出来的油，把它保存好。我们现在这么做，还被一帮人泼污水，说这样榨出的油里有黄曲霉素，有什么致癌基因……我们还是相信自己祖先的生活方法吧。

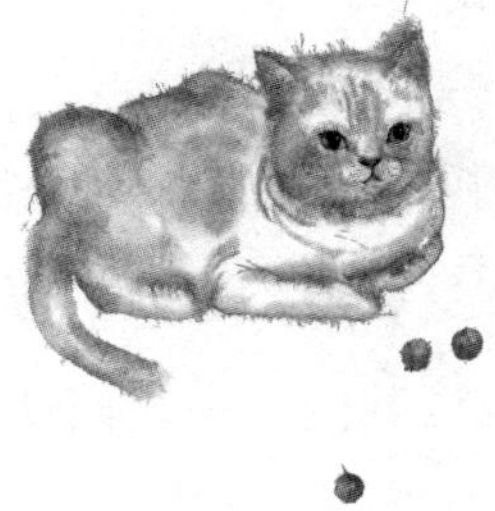

1 榨：食用油要恢复古法——物理方法，不是化学萃取的方法

第一个是榨。现在人们总认为榨汁好像是西餐店或饮品店才有的，其实不是，我小时候就见过卖甘蔗汁的。卖甘蔗的把甘蔗削了皮，往两个滚轴里一塞，鲜的汁就出来了。现在有很多榨汁的方法。

我特别要提一下食用油，应该恢复古法。古法其实是物理方法，不是化学萃取的方法。以前的作坊榨油有两种方法——热榨和冷榨。热榨就是把花生、菜籽或芝麻等油料作物先炒一下，炒到半熟不熟炒出香味，然后用物理方法磨碎，把油挤出来，这就是热榨；冷榨就是不经过炒，因为它含油量丰富，就用物理方法把里面的油榨出来。

比如核桃油。大家都知道核桃是补脑子的，我给大家讲过吃核桃一定要把核桃外面紧紧包裹它的那层薄皮去掉。其实包裹核桃外壳的那层绿皮，本身也有油，经过晒干以后蒸，软了再压榨出油，就是很好的油漆，能保护木头家具，本身滋润的效果比较好，但这个油不是吃的。我们说的核桃油不用炒熟，是把核桃捣碎，用压榨的方法挤出油，就是很宝贵的核桃油。

关于榨油，大家最好能找到用古法，低温或高温的物理方法榨出来的油，把它保存好。我们现在这么做，还被一帮人泼污水，说这样榨出的油里有黄曲霉素，有什么致癌基因……我们还是相信自己祖先的生活方法吧。

2 泡：不动火、不动油、不动气，是提高消化功能很好的方法

下面是泡。比如泡菜，我会讲中国人怎么利用、发挥自然界微生物的作用，达到提高消化功能的目的。

与泡有关的，有羊肉泡馍，有泡方便面，说是泡，其实是用开水。我说的泡其实是泡菜的泡，也就是把新鲜的蔬菜，通过微生物发酵的方法，让它在几天之内就变成一份爽口的酸酸的泡菜，用它来帮助消化。它不动火、不动油、不动气，但它是提高消化功能很好的方法。

现在大家一说泡菜就想起朝鲜泡菜，朝鲜文明也是中华文明传过去的，可以追溯到纣王。快速地泡菜，快速地发酵。我在日本的时候，我丈母娘有一种制作泡菜的方法，是把发酵好的米糠放在一个盒子里，然后把新鲜的黄瓜、白菜、胡萝卜条埋在米糠里，就这么埋进去，过三五天你再拿出来一吃，这就是泡菜。你到日餐馆点菜，一样切三片的泡菜卖你好多钱，与其那样不如回家自己做。

3 摊：把做好的东西放在锅上

下面这个是很简单的手法——摊，比如摊煎饼、摊鸡蛋，或者摊什么盒子。其实，摊就是把做好的东西放在锅上。

摊前面有一个动作叫打，比如打鸡蛋，别小看这个工作，很多人做出来的煎鸡蛋或摊鸡蛋是腥的，加料酒、白胡椒粉都不管用，原因在哪儿？

你打鸡蛋的时候斜着挑，挑得越高，拉的丝越长。这个过程为什么叫

打鸡蛋？你跟鸡蛋有仇吗？其实是通过这种搅拌的过程把空气打到鸡蛋液里，这时你就发现煎鸡蛋时有的地方是被煎熟的，就是油把它炸熟的，有的地方是被里面的空气蒸熟的，这种空气蒸熟的鸡蛋就不会有腥味，生鸡蛋里面就腥。这就是原因，因此打鸡蛋的时候别偷懒。

还有人说买一个西餐用的打蛋器，没必要，用筷子就行，就是得费点儿功夫。活人跟死人有啥区别？活人的身体里有气。

4 挂浆：可以保护肉的鲜嫩

再说一个烹饪手法，就是挂浆。什么意思呢？我们炒菜的时候，特别是爆炒的时候，容易把肉炒老或炒焦。为了保护肉的鲜嫩，可以在肉的外面跟热锅直接接触的部分建一个保护层，这就需要挂个浆。我以前讲过可以用干淀粉，可以用湿淀粉，也可以用蛋清，先用手把肉丝或肉片跟挂的保护层黏合在一起，然后再进锅里炒、炸、溜，肉的鲜嫩就不受影响。以前我招待人的时候不做挂浆，肉丝老得就嚼不动。

另外做鱼的时候，为了把鱼炸透，但不能让鱼炸焦，会给鱼的外边挂一层面糊或用芡粉做的保护层。比如煎带鱼的时候，可以用湿带鱼蘸一下干淀粉干炸，也可以挂点儿蛋清或湿淀粉，就是软炸。特别是吃天妇罗，天妇罗就是各种食材挂一层浆，过一下油。

5 勾芡：做鸡蛋汤要打点儿芡粉

我最早做鸡蛋汤的时候也不问怎么做，觉得自个儿会，但就是打不出蛋花，总是沉底，一坨一坨的。后来才知道我做的汤就是水，浓度不够，托不起来。因此，做鸡蛋汤要打点儿芡粉，浓度高了有托的力量，这时把鸡蛋液打进去，蛋花就出现了。据说高级的厨师一个鸡蛋能打一大锅鸡蛋汤，就是因为勾芡。

勾芡还有一个作用，出锅前为了锁住香气和水分，可淋一道明芡。勾芡做不好就是糊糊，很多人讨厌这个感觉。但这是我们烹饪时必须掌握的一个技巧，供大家参考。

第16章

厨房里跟微生物和香料有关的方法

第一，卤是为了肉食好消化，去腥、去膻、去臊气；第二，可以促进提高人的嗅觉和味觉，提高对肉食的消化能力；第三，更重要的是，可以延长食物的保存期限。

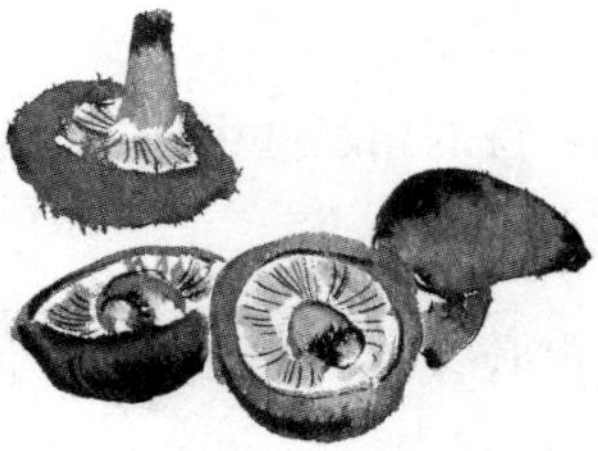

1 卤：在中医药、肉食烹饪里最广泛的应用

下面讲的内容也是烹饪的主要方法，主要跟微生物和香料有关，先说跟微生物没关的东西。

第一个是卤。卤其实是在中医药、肉食烹饪里最广泛的应用，一说卤肯定要用煮的卤水。卤水是用中药调制的，基本就是五香或十三香，我给大家数一下：八角不用说，还有桂皮、花椒、豆蔻（豆蔻有几种，白豆蔻比较贵，草豆蔻相对便宜，还有一种是肉豆蔻）、砂仁、草果、荜拨、香叶、丁香，这些香料再加点儿姜黄磨成粉，就叫咖喱。一听咖喱觉得高大上，一听十三香就觉得特土鳖，是吧？其实都是一类东西。这些香料通过熬制以后变成了卤水。

卤水还有个含义，自贡井盐里出的废水，里面成分主要不是氯化钠，而是氯化镁，发苦，能让蛋白质凝固，也是一种卤水，这两种卤水要搞清楚。含有氯化镁的卤水能让蛋白质凝固，如果直接喝了会中毒，杨白劳自杀喝的就是卤水。但要是用卤水点豆腐就中和了，豆腐会凝固，卤水的毒性也消失了。

另一个卤水就是我刚才说的用那些中药一起熬制的中药汤，可以用它炖肉。

如果食材新鲜，真的没必要卤，现吃现做。但因为冰箱放不下，或者这个东西时间比较长，这时才需要卤。我有很多外国学生或病人，我就关心他们吃什么，怎么做。巴基斯坦人，做的羊肉、牛肉就是好吃，我问他们为什么吃咖喱。

后来我知道他们南亚地区，气候特别炎热，而且潮湿，因此那些新鲜的食材非常不容易保存，吃的时候有异味怎么办？就用香料去掩盖，同时香料还对胃肠道起到一种保护作用，吃了以后不至于拉肚子。据说到了印度以后，如果你不拉几天肚子，水土就不服。

因此，大家记住，第一，卤是为了肉食好消化，去腥、去膻、去臊气；第二，可以促进提高人的嗅觉和味觉，提高对肉食的消化能力；第三，更重要的是，可以延长食物的保存期限。卤是我们对食材的一种利用，可以帮助人消化和分解。

还有一个卤其实就是我们说的打卤面，这个卤就跟香料没啥关系，其实是一种浇头。吃面条的时候，比如炸酱面或葱油面不解馋，想吃点儿更香的、更软和的、更糯的东西时可以做浇头，加点儿金针菜、香菇，煸点儿肉丝进去混在一起，最后这个卤肯定有一个特点——黏糊，因为要勾芡。

因此，卤有两个概念。第一个，点豆腐的卤水。我们现在吃的豆腐一般都是石膏点的。大家记住，石膏特别凉，豆腐也凉，如果你不吃麻婆豆腐，里面的寒性就平衡不了。

现在一般食堂或家庭点豆腐用的凝固剂是葡萄糖酸内酯。但我还是推荐卤水点的豆腐，因为卤水性热，能平衡豆腐的寒性。卤水是有毒的，只有点豆腐以后它的毒性才被中和。

第二个，卤专指用中药的香料烹制出来的汤汁，可以用来炖肉，每家都有自己的秘诀。大家千万不要以为卤用的中药全是香的，这里面有君臣佐使。

比如这么多香料药，辛香发散的药里就有反佐的山楂。山楂放进去以后起到一个不让它们过于辛散的作用，另外，山楂还有能让炖的肉更烂的作用，尤其是炖牛肉。有时还会有陈皮，热性药材火太大，有时卤肉里还得放点儿苦寒的中药，比如炒栀子。炒栀子也会让肉的颜色好看，因为栀子本身就是一种染料。

卤肉的时候肯定会放冰糖，有时直接放冰糖，有时会炒糖色。炒糖色可以增加肉的颜色，白不呲咧就是水煮肉或蒜泥白肉，颜色不好看；另外，炒糖色的目的是加点儿焦苦的味道进去，可以提高消化食积、肉积的效果。

大家总说吃多了就吃个山楂丸，这是一个特别低级的概念。记住山楂丸不是对所有的食积都管用，而是专门针对胃酸分泌不足或胆汁分泌不畅的人，尤其是吃油、吃肉过多可以吃点儿山楂丸解油腻，因为酸有一种泻肝的作用，能快速促进胆汁的释放。但时间长了就不行了，吃山楂丸不是整天暴饮暴食的借口，**吃一堆山楂丸也没用，而且山楂丸吃多了会伤害人的脾胃的元气，不是说所有的消化不良都得吃山楂丸。**

2 腌：非常好的保鲜的方法，能最大限度保证食物本身的质量

卤讲完了，下面我讲一下腌。腌的使用更普遍，在秋冬我们没有蔬菜或其他食物可以吃的时候，腌是一种非常好的食物保鲜的方法，能最大限度保证食物本身的质量，延长保存期。

第一个腌的是蔬菜，腌很有意思，一说腌肯定要用盐，高渗透压向低渗透压扩散，因此把盐的浓度提高以后，外界的微生物没有生存的条件，还会有意识地引导一些想要的微生物在里面活下来。比如乳酸菌就是一种厌氧菌，在盐腌的情况下它就能活下来，其他菌都死了，就留下乳酸菌。腌菜基本能腌出两种风味，一种风味是咸，另一种风味是酸。咸和酸也是我们调味里必不可少的东西，以前唐宋时期用盐和酸，调盐是用咸的豆

豉，酸就用梅子，现在日本还保留这个生活习惯，他们腌了酸的梅子，然后拌点儿纳豆吃，这是保留传统。腌菜就是通过盐腌的方法保留了食物的两种风味。

我小时候在山西大同，记得一到秋冬就吃大白菜。大白菜能保存的时间长一点，可以腌制成酸菜。我在日本特别想吃中国菜，想吃酸菜因为肠道菌群没变，虽然肉身到了日本，但里面还是中国心，我就想吃酸菜，然后去日本超市买了酸菜，结果不是一个东西，日本的酸菜不是我想吃的那个味，吃进去不舒服，怎么办？得自己腌。

于是我买了大白菜，一切四瓣，拿开水焯一下。接着弄一个粗瓷做的大瓮或大缸，开水烫好白菜后，码一层白菜，撒一层盐，最好买食用的大粒盐，腌菜的效果是最好的。码完了以后，不能碰油，不然就会被污染，最重要的一点是，上面要压腌咸菜的石头，一定要压住，不然腌出来的咸菜是烂的、黏黏糊糊的。所有这些事我都做过，而且都失败过。我那会儿还找不到合适的缸或桶，后来我在日本买了可装食物的塑料桶腌咸菜，最早我拿铝锅腌，腌到最后铝锅漏了，什么蠢事咱都干过、见过、经历过。

我有一次腌咸菜还放了点儿干辣椒，但有一个最大的失误，干辣椒没过开水，结果腌出来以后围着干辣椒长了一层绿毛，干辣椒不能吃了，撇出以后，底下的酸菜腌得特别好，而且腌好了的酸菜散发自然清香。这是一种鲜美的香味，口感很脆、很嫩，切成丝，炒个菜、炖个粉条、炖点儿猪肉，哇！简直美味。我说日本的酸菜不好吃，因为他们是拿白醋泡的。

国内有朋友过来给我送东北人腌的酸菜，有的是整块的酸菜，有的是切成丝的酸菜，其实整块的酸菜更好。另外，腌出来的菜就是咸菜，咸的胡萝卜我们叫松根，北京人叫撇了（piě le，学名苤蓝）。

最后腌的颜色有点儿像酱油色，然后切成咸菜丝，咸菜丝过一下油浇点儿辣椒面，特别下饭。刚上大学的时候我妈去探亲，跑去我宿舍看。我出去玩了，我们宿舍老四在（我排行老六），我妈就跟舍友打听我，老四说：“徐文兵营养不良。”我妈说：“为什么？”他说：“你看窗台上有他的饭盆，里面是他到对面副食商店买的咸菜疙瘩。”其实挺平常一件事，但我妈听完以后就心酸了，一个月多给了我和我妹一人 4 元钱，让我们一个月下一次饭馆。那会儿到饭馆点鱼香肉丝，我记得是 1.2 元。因此说起咸菜，我告诉你有点儿咸菜能下饭就是人间美味。

下面说一下腌鸡蛋，其实也不是腌鸡蛋、腌鸭蛋，就是说腌这个方法是通过提高盐的浓度保证食物不变质，最初的发心起愿是这个，但没想到食物通过盐腌制以后产生了一种原来没有的风味，这就是生命的奇迹。

大家可能吃过腌的鸭蛋，就是咸鸭蛋。很多人认为咸鸭蛋跟松花蛋一样，腌完了就能吃，啪一下就打开了。不对，咸鸭蛋还得煮、蒸，变成另一种风味了，蛋白凝固，蛋黄变成了油汪汪的状态，特别好吃。

我记得有一次去海南见老道长，老道长逼着我们吃素。因为不吃肉，吃的酱豆腐腐乳，一点味都没有，嘴里特别寡淡，因不限制我们吃蛋，我逮着酒店自助餐的咸鸭蛋，大概吃了三四个。

咸鸭蛋的工艺是中国特有的，为什么说中国特有？我的外国留学生给我讲过，第一次世界大战之前，德国人占了青岛。德国人第一次看到咸鸭蛋，就很奇怪地说：“鸭蛋为什么会变咸？盐是怎么进去的？”百思不得其解，最后得出结论：中国有一种鸭子是咸鸭子，它们下的蛋就是咸鸭蛋。哎呀，笑死我了。

第二个腌的方法不是加盐，而是加石灰，就是在鸭蛋的外边包上生石灰，裹上米糠，包好以后就不用管了。生石灰遇到水会发热，生石灰本身的热性加上物理发热的热性，会把里面正常的鸭蛋变成松花蛋，这更是一个很奇妙的蛋白质变性过程。

记得我小时候我爸吃松花蛋，拿根线把一个鸭蛋分成六份，我经常偷吃一牙半牙。松花蛋拌上姜末、醋特别好吃，而且打开松花蛋一看，它的蛋清已经变成褐色或琥珀色，里面有像雪花一样的松花，蛋黄变成了灰色，像臭豆腐一样。

我以前教过几个德国学生，有个女生在德国大使馆，她叫Lesli，她说："我们从小都听说过中国人吃几千年前的鸡蛋。"说是考古挖出来的鸡蛋，我说："还有这事？"最后我一听她的叙述，我说："这叫松花蛋，我带你去吃。"她吃了感觉很像奶酪。

臭不是发酵的，只能说是腌了以后蛋白质发生了奇妙的变化。

腌的最高境界是腌肉，腌肉最早是为了保鲜，《舌尖上的中国》推出诺邓火腿，诺邓本身出盐，把盐抹在新鲜的猪肉上，抹完以后挂在那儿风干，最后变成火腿。说好听一点，其实火腿不是细菌的功劳，而是风味的一种转化，蛋白质的一种转化。我跟梁冬对话《黄帝内经》时讲过中国几个著名的火腿，一个是金华火腿，一个是云南宣威的火腿，我是怎么知道的呢？我研究当年红军长征行军路线时，看到说当时缴获的一辆滇军的车里有火腿。

我讲完那节课以后，有宣威的粉丝直接给我寄来宣威火腿；我讲完金华火腿，有人给我寄来金华火腿。生活很美好，我以后多讲点。火腿制作是中国人发明的一种很好的工艺。

据说金华火腿在腌制风干的过程中，好像每十几条火腿要配一条狗腿，其中微生物是怎么串联、配合的，我不知道。后期不知道是什么原因，金华火腿被西班牙的伊比利亚火腿的风头盖过去了。我生吃过火腿，确实西班牙的火腿不用做熟，本身就有一种香味——外界微生物加上盐，再加上自身蛋白质的变性或发酵腌的肉所散发的。

我印象中吃过特别香的腌肉，是我的一个病人寄来的，她在攀枝花工作。我把她的病治好以后，她从攀枝花给我寄来了四分之一扇猪肉，连着排骨胸腔的左半部分。我问她这是什么，她说："在我们那儿，这叫咸肉，就是拿盐抹了以后挂起来风干。"攀枝花处在印度洋的暖湿气流可以深入到四川盆地的一个口，海拔低，日照充足，又有暖湿气流，因此很多物产都很有特点，还出产芒果。她给我寄来腌好的肉的时候，我还在龙头公寓。有一天我说这样没法放，就把它煮了，那天不知是一期还是二期的学生，大家排着队就把肉吃完了。那股香味弥散在整个大教室里，这就是腌肉的魅力。

有的地方捕了鱼以后，就抹上盐风干；还有的地方把鸡抹了盐以后风干，再把鸡打成粉，跟面和起来做面条。

腊：风干和腊是一回事，腊是一定要看日子的

下面说一下腊，其实，腊跟腌是密不可分的。

腊是一定要看日子的，四川人做腊肉，其实就是进入腊月以后，天时变化了去做这些腌肉或风干的肉，这叫入腊。如果不在那个日子或不在那个季节，就不是那个味道，这就叫腊。风干和腊是一回事，比如腊肉、腊肠、腊肝。

3 糟：直接用酒糟加入到食品腌制或烹制的过程

下面说一下利用外界微生物、不用盐的几种方法，第一种是糟。糟就是糟糕的糟，糟粕的糟，糟的本义没那么坏，专指酿酒留下的酒糟。我们吃饭的时候都知道拿料酒烹一下，其实发生了一些反应，产生了一些特殊的新鲜的香味，烹一下就有这么大的作用。直接用酒糟加入到食品腌制或烹制的过程中，就叫糟。

糟的方法肯定要用到酒糟，大家记住，酒糟专指做黄酒的酒糟，有的直接用酒糟，有的还会用酒糟和前面说的卤汁一起熬制，熬出糟卤汁，既有酒的香气和独特的风味，又有中药的辛香，再用糟卤汁去泡食材。有的地方吃醉蟹或生的螃蟹，还有的地方做糟鸡、糟鱼、糟鸭舌，离不开糟卤汁。我最想念上海的就是糟鸭舌，它真是让人停不下嘴，跟嗑瓜子一样。

糟卤汁的香味既清香又醒神，但又没有十三香和咖喱的污浊和沉重，可以给嗅觉和味觉一个很好的刺激。

我们平时还用醪糟，用糯米或大米放上酒曲，直接做酒酿。

还有酿，酿就是用酒曲把煮熟的大米或糯米发酵的一个过程。可以用醪糟做醪糟汤圆、醪糟鸡蛋，这也是烹饪的一个很好的方法。

4 霉：让食材和有益的细菌或真菌结合以后长出菌丝

下一个是霉。既是糟又是霉的，好像都不是好词，但在烹饪的过程中都是必不可少的。

霉就是让食材和有益的细菌或真菌结合以后长出菌丝，貌似发了霉，但这个过程让蛋白质分解成氨基酸，然后产生鲜味和香味，其实是一个提高化的过程。

霉豆腐就是豆腐做好了让它在特定的条件下长一些小白毛。还有梅干菜，也是一个腌制发酵的过程。还有南方吃的臭菜，比如臭干菜、臭笋、臭豆腐。

5 酱：豆子发酵以后成为一种调料

最后说一下酱。我说了酱油其实是从酱来的，我们有豆酱、豆瓣酱、豆豉，其实都是豆子发酵以后成为一种调料。日本人吃的纳豆其实也是从中国传过去的。

人年轻时消化能力强，消化酶分泌旺盛，不需要吃酱的东西，闻到还觉得臭，拒绝吃；等到岁数大了，有男（女）朋友了，成家了，精液有损耗了，这时就不由自主地喜欢吃一些酱的东西。

东北菜里有各种酱大骨，比如酱花鸭、烧子鹅，这些酱对身体是有好处的。东北有大酱汤，韩国有大酱汤，日本保留味噌汤，其实说白了都是一个东西。谁要是在吃酱的时候还放味精，那就是蠢到家了，因为酱本身就很鲜，除非你把酱做坏了。我说过我们在厚朴院子里做过东北大酱，全臭了，变成败酱。我的老师裴老在阳台上做东北大酱，不是那个气候，不是那个环境做出来的就不是那个味道。

我在日本的时候，一个长春的学生给我带了一箱东北臭大酱，真是很臭，而且挤出酱的过程想起来就不好，但做出来的菜是真的很香，我们在那儿做了炸酱面、酱烧肉。

开门七件事，柴米油盐酱醋茶，酱真是必不可少的。而且孔子说过吃饭“不得其酱，不食”，意思是没有配着消化食材的酱料，我就不吃。

第17章

主食万岁：五谷为养

为什么要吃五谷？中医认为，植物会把它最精华的东西都储存在自己的种子里，因此它含有中医概念里的精气神的精，而这些精在其他根、茎、叶、花、果里的含量不如种子里的多。这是我们对五谷最基本的认识。

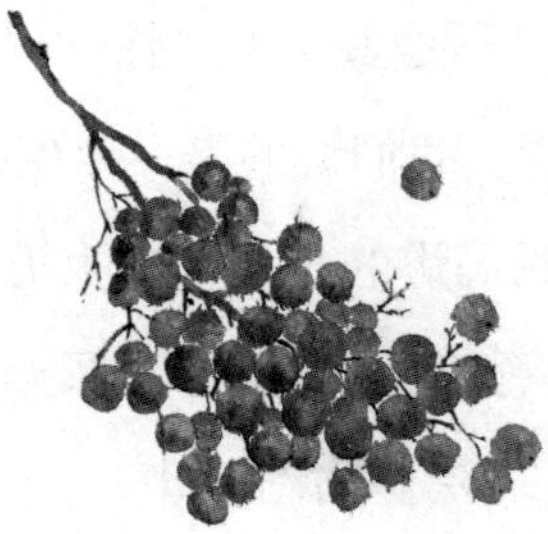

1 主食首先是种子，而且这个种子是有繁衍后代能力的

很多同学慢慢品出来了，其实我讲课的思路是这样——按照柴米油盐酱醋茶的顺序给大家介绍。很多同学说："你整天介绍吃小麦，为什么总吃小麦？"一看就是南方人提的问题。不是我每天讲吃小麦，而是春天到了应该吃小麦。

前面我讲了烹饪的一些基本概念，就是一些用火的技巧和方法。比如用火、用油、用水，还有用蒸汽的方法，其实这些大概念都属于柴，即怎么通过温度的改变，把食物做熟。

接下来的主题，其实就是讲主食——五谷为养。说五谷为养有点儿太文绉绉了，通俗点说就是主食万岁。这个话在今天说，尤其有现实意义，因为现在诋毁主食的人太多了，随便拎出个小白领，就不吃碳水。不吃碳水你吃啥？就吃西红柿、黄瓜？别忘了主食万岁啊！

先说下主食的概念。我在前面的理论课也提到过主食的含义，大家记住，**主食首先是种子，而且这个种子是有繁衍后代能力的**，同时这个种子是一年生草本植物的种子，不是多年生。你吃树上结的核桃、栗子，那不叫主食，因为它是木本植物，我们说的是一年生的草本植物的种子。

如果再细划分一下，我们讲的是道家的大五谷里的一种火谷。为什么叫火谷呢？我在筑基课上讲过师承源流，跟张至顺老道长学的大五谷的概念。我们现在吃的种子都结在植物的头上，麦子长在哪儿？麦子长在头上；稻子长在哪儿？长在头上；高粱更不用说了，也是长在头上。有没有不长在头上，长在腰上的呢？就是玉米。确切来说，玉米不属于我们说的

五谷里的火谷，它属于土谷。再比如花生，它是先开花在上面，种子长在地里，因此叫落花生，它也不属于火谷。

细分的话，我们吃的五谷，有小麦、稻子、小米（粟）、黍（黏的黄米），还有高粱。豆子属于土谷，因为它不长在头上，长在腰上。我们先明确主食的含义。

很多人说红薯、土豆算不算主食？不算，它们是菜。为什么是菜呢？因为它是植物的块茎。胡萝卜、白萝卜属不属于五谷？不属于，但它们结的籽是五谷。

2 为什么要吃五谷？精气神的直接提供来源

为什么要吃五谷？中医认为，植物会把它最精华的东西都储存在自己的种子里，因此它含有中医概念里的精气神的精，而这些精在其他根、茎、叶、花、果里的含量不如种子里的多。这是我们对它最基本的认识。

你也别跟我讲什么科学分析，总说里面有什么蛋白质、氨基酸、脂肪，跟那没关系。我们专门做过调查和实验，植物会因为土壤贫瘠或微量元素的缺失，生出各种毛病。比如小麦就有一种枯叶病，长着长着叶子就黄了、焦了。经过检查发现它的枝叶、根茎里缺少一种微量元素。但只要它能结籽，化验种子里的各种成分，会发现什么都不缺。

什么意思？老天会自然创造这种程序，让它牺牲自己的部分肢体，把最精华的东西储存在种子里。其实，动物也有类似的这种自然反应，如果怀孕的母亲缺钙，她补充不足，但为了保证孕育的胎儿不缺钙，她会从自己的身上脱钙，然后补充营养。因此，这时检查母体会发现可能缺某种营养成分，但是胎儿不缺。这就是我们认识自然最基本的方法——观察这种天地造化对人的影响。

因此，只从营养成分来分析种子，那种所谓的科学或商业的观念是不对的。一定要吃种子，种子里面含有的营养成分比较全面。同时还有一个道理，作为中国人，利用种子转化成自己的精气神消耗的能量最少，你可以吃肉，可以吃海鲜，但杀敌一千，自损八百，你消耗的精气神也很多。吃到最后，比例就不成正比。

很多人跟我抬杠，有一段时间我说做一个熘肝尖，有的同学留言跟我说："我看了一本书叫《遵生八笺》，里面说春天不吃肝。"这句话怎么说呢？你也别跟我抬杠，你看看写《遵生八笺》的高濂活了多少岁，四十岁不到就"挂"了。他的话你也信？我就回了一句："你说肝是解毒器官所以不吃肝，那腰子呢？腰子是泌尿器官，你吃不吃腰子？那肥肠呢？肥肠是排便器官，你吃不吃肥肠？"没有道理。

如果你认同我的理念，我们就一起往下学；如果你觉得我讲的跟你的认知不对路，你就跟《遵生八笺》去学，里面是春天不吃肝，你就别吃。而且我说得很清楚，现代人熬夜、看手机、盯着电脑，消耗的肝血特别多。因此，可以趁着春天肝气生发吃熘肝尖。而且我配好了，我配的是滋阴的冬笋、木耳。

关于种子，给我提建议、意见的人也不少。现在人都说吃碳水容易长胖，中国的胖子多吗？中国人几千年都在五谷为养吃种子，你见中国人有几个胖的？我观察了一下，每隔三五年，就会出些幺蛾子，有人来诋毁、反对中医的膳食和营养理论。

最早是一个患糖尿病的日本人，他认为得糖尿病就是吃五谷吃的，淀粉转化成糖，血糖就升高了。现在一帮说碳水不好的人也是这种理论。

我十几年前在北京电视台讲柴米油盐酱醋茶的时候，就讲到了一定要吃五谷、吃种子。还有人打电话到朝阳区卫生局告我，说我宣传的观念跟主流观念不符合。我不让大家吃水果有人告我，我让大家吃种子也有人告我，随便告。

这个日本人五十多岁得了糖尿病，就宣扬五谷有毒，种子有毒的理论，让大家吃黄瓜、西红柿。他的书还风靡一时，很畅销。后来他没到六十岁就"挂"了。

十几年前中国台湾一个姓林的博士也说五谷不好，讲了半天吃五谷会中毒，满世界演讲，也出书。这哥们活了五十一岁"挂"了。

因此，我讲的是中华民族八千年神农尝百草传下来的结论。你们不信，还非按照别人的那套东西生活。现在提出一种生酮疗法，不吃五谷，就吃肉、鸡蛋，然后说："哎，你看我的体重下降了。"我说："你是体重降了，你的脑子也不转了。你不吃五谷，导致精气神不足。"

有个网红叫河森堡，他是国家博物馆的解说员，很年轻、很帅，口才也好（当解说员的肯定口才好）。我看他在《铿锵三人行》里说，他也在尝试生酮疗法。他倒挺实在，是个科学粉，说好像脑子不转了。脑子不转说明什么？说明精气神不足了。追究生酮疗法的根源，以前是给癫痫病患者用的一种饮食疗法，是给有病的人、太偏的人提供的一种饮食疗法。怎么能用于普通人呢？

我说吃种子这件事，如果你总听见一些人打着科学的旗号说种子不好，那你就让他们别吃。我们还是爷爷、爸爸吃啥，我们就吃啥。

某网红医生说不要喝小米稀粥，不要吃白米饭，要喝牛奶、吃鸡蛋。免疫球蛋白是蛋白质，你需要长蛋白质就吃蛋白质，牛呢？牛吃的是草，挤出来的牛奶是蛋白质。按这样的理论，牛也得吃蛋白质，是吧？牛吃过蛋白质，英国专门把磨碎了的动物的肉和骨头喂牛，结果就喂出了疯牛病。胡闹！每个人的消化、吸收、转化的系统是不一样的，各个种族也是有差别的。

还有人给我举例说:“你看蒙古人就只吃羊肉。”蒙古人吃炒面的时候你看见了吗?蒙古人喝的奶茶里泡的炒小米你看见了吗?蒙古人走到哪儿都得带粮食。再加上以前蒙古是游牧民族,来回走、来回跑,四处征战。现在都定居了,定居以后还那么吃肉吗?

还有人说海边人都吃海鲜,也可以不吃粮食。别扯了,你看所有那些远洋捕捞打鱼的船都要带粮食上船。按这些人的逻辑,渔民天天在海上,一捞都是新鲜的海鲜,直接炖了不就补蛋白质吗?只补蛋白质有用吗?我告诉你,如果不吃主食,肠道菌群就活不了。现在都是把人当成试管,需要补什么就往里加什么。

而且我说过,当一个人大病初愈的时候,一定不能吃动物蛋白或油脂,一定先从熬小米粥、吃点儿咸菜开始。先培养肠道菌群,再修复胃肠黏膜,然后吃一些动物性的食物。

我看过一些纪录片里记录的这些出海捕鱼的人,他们在那儿熬粥,我觉得这真的很有意思。尤其在潮汕,潮汕人吃海鲜先煮一锅白米粥,然后把新鲜的海鲜放进去。什么意思?五谷打底,再用动物蛋白去滋养。

再往远了说,大家都知道大航海时期,比如哥伦布、麦哲伦都是带着船员出海,他们出海就容易得坏血病。后来发现是因为维生素 C 的含量过低,船上没有足够的蔬菜、水果。郑和下西洋也是好几个月,为什么不得坏血病?我告诉你,郑和下西洋都带豆子,在船上直接发豆芽。

中国南极科考队到南极考察,一般都是在南极极昼的时候去。但有时候为了留守,也得派人在那里值班,极夜的时候也得待在那里。第一,南极没有阳光;第二,南极没有什么新鲜的蔬菜。但中国人把种菜的本事带到全世界各地,居然在南极建好车间,做好灯光、营养液,就在那儿种绿油油的蔬菜。结果,其他国家的科学家都排着队到我们这儿蹭饭。因此,中国人的生存能力是有天赋的。我看还有的纪录片是一帮人跑到非洲,教非洲人种菜。非洲那么好的土壤,非洲人却不会种菜,不会种粮食。

只要是上我的课，一定要有这个观念——我们所有的膳食都是为了帮助吃种子、吃主食，是下饭的；你做的任何肉、菜、蛋，吃的果都是吃饭的辅助，永远把君定为吃主食。如果不吃主食，用不了多久，两到三周的时间肯定会生病，而且是莫名其妙地生病，你都不知道原因。让我们追溯原因的话，就是你没吃主食。

现在人们的饮食习惯非常不好，外出吃饭尤其吃一些宴席，上来就先吃凉菜，后吃热菜，最后就不要主食了，吃了一堆“垃圾”回去。因此有一段时间，我看有的人在外面吃完饭以后，回家得煮碗面条。这是他内心的驱使，知道自己缺什么，他就得吃了。

日本人一顿饭的小花样很多，各种小菜一大堆，最后主食还是一碗米饭。如果没吃这碗米饭，我告诉你，可能连大便都拉不出来。

因此，主食这个观念一定要深入人心啊！那是你的精气神的直接提供来源，靠其他肉类，什么蔬菜、果实提供的，都是暂时充饥，达不到这个要求。

第18章

小麦：现在很多人已经吃不到麦香了

小麦的最可爱、最优良的性质是什么？它是秋天播种，经过一个冬天冻不死，到春天最早返青、最早开始生长。羊在没地儿吃草的时候，经常会跑到麦田里啃小麦苗儿。小麦是春天绿得最早的植物，而且小麦苗儿天然具备一种生发或转化的功能，有点儿像我们说的肝生发的作用。

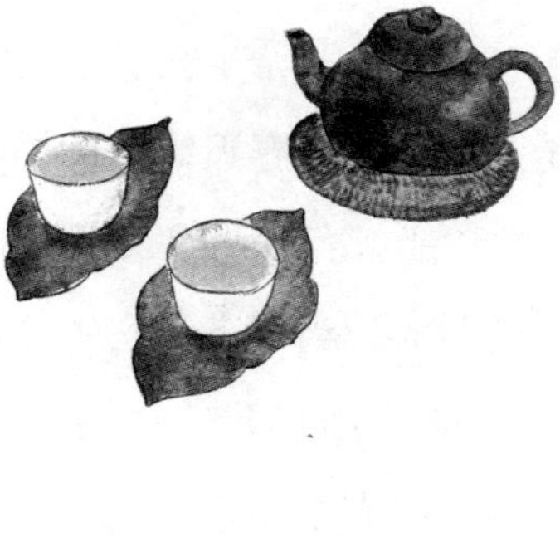

1 春天的主食：小麦

我们先讲一下春天的主食：小麦。

因为我们现在讲考古，总想讲文明的发生和起源，公认我们中国人五千年前就把狗尾巴草逐渐培育驯化，培养出了我们现在说的粟，做出来的就是小米饭。我们现在一说小米就是小米粥，不对，粥有稀粥、稠粥，我们现在喝的是小米稀粥。如果米放少了就是瞪眼稀粥，里面都是水。

粟的起源地在中国的黄土高原或中原地区。之前有段时间一直有一种否定中国文化的思潮，认为小麦是从西亚传过来的，汉朝才有，很多人接受了这种观点。但现在通过更多考古证据发现，其实在六千至八千年前，中国已经有了小麦。从现在我们发掘的河姆渡遗址，还有大汶口遗址都发现了小麦碳化的颗粒，还有磨小麦的磨，小麦磨面时留下的印记，证明了中国也是小麦的发源地或主产区。

小麦最早是山羊吃的草，后来逐渐被人工培育驯化。为什么它是山羊吃的草呢？有个成语叫青黄不接，意思是尤其到了春荒的时候，以前的存粮吃完了，地里绿色的植物还没发芽、成熟，这会儿最容易闹饥荒。

但小麦的最可爱、最优良的性质是什么？它是秋天播种，经过一个冬天冻不死，到春天最早返青、最早开始生长。羊在没地儿吃草的时候，经常会跑到麦田里啃小麦苗儿。小麦是春天绿得最早的植物，而且小麦苗儿天然具备一种生发或转化的功能，有点儿像我们说的肝生发的作用。

据考证，最早在晋朝的时候，当时人们吃生鱼片用各种酱。现在我们吃生鱼片，抹点儿山葵或芥末，用点儿姜片蘸点儿醋吃。在古代吃生鱼片，用的各种佐料特别多。其中有个很富裕的人叫石崇，他有个配着吃生鱼片的秘方——用小麦苗捣成佐料或捣成酱来帮助消化。脍炙人口的脍就是生鱼片。

小麦的特点就是返青最早，而小麦的收获是在夏天。有人会说还有春小麦，当然有春小麦，但我告诉你春小麦不好吃。现在大多数好吃的小麦都是冬小麦。

因为大同阳高的海拔比河南高一两千米，所以一般来讲，我们收小麦的季节比中原河南要晚一个月。阴历六月份的时候，河南的联合收割机就开始收麦子了，到我们这里都快立秋了。

我小时候在我妈的老家阳高县下深井公社上深井大队，住在我妈的亲戚家里，锄地、间苗我都干过，还收割过麦子。我们小时候有学工学农劳动，其中一个学农劳动就是拣麦穗，很多五十多岁的人都有这个经历。

我参与过整个收麦的过程。有一部艺术作品叫《白鹿原》，讲的是陕西西安东郊白鹿原上的故事，八百里秦川种的都是麦子。收麦的时候就要抢收，因为麦子头天还青绿夹杂，过一天以后就全黄了。如果不赶紧收，赶上下雨，麦子倒伏在田里，那麦子就坏了。为什么呢？麦子一旦倒伏在田里，再催得有点儿发芽，麦芽就冒出来了，麦子就不能吃了。我吃过发了芽以后的麦子磨成的面，你说它甜吗？是甜的，但是不舒服的甜。

陕西出现了一帮打短工的人叫麦客，就是你家麦子熟了，我来帮你家收麦。给麦客的待遇非常好，肉、面都得供应好。为什么？你算一下支出和收入的成本，把麦客伺候好，今年的收成就有了，耽误一天就完蛋。

抢收麦子是这样，先割下来，放到一个大平地，我们叫场面，然后就用石碾子轧。我记得当时是用大牲口，比如骡子、马、驴拉着石碾来回滚，麦粒就从麦穗上脱下来。那会儿没有脱粒机，就是人工加畜力。

麦子还有个特点是带芒，有个成语叫针尖对麦芒。稻子也有这个芒，所有的火谷都有这个特点，就是有的带芒，有的不带芒。带芒刺的麦子，补肝、生发的力量就更强。也有一种麦子是无芒麦，但我们还是吃带芒的麦子。

我小时候拣个麦穗拿火烤一烤就吃，搓几下有时能看到麦芒。他们吓唬我别把麦芒吃到肚子里，麦芒会把胃肠穿个窟窿。我就将麦芒放在胳膊上玩，只要活动，麦芒就往前走，挺有意思。

脱去它的外壳继续碾轧，碾轧完以后有一个必要的工作叫扬场，借风势一扬，麦子外面的壳就脱去了，麦子的种子就落下来，这时就变成了一个金黄色的麦粒。有的地方的麦粒偏红，有的地方的麦粒偏白，这都是全麦。

在古代加工研磨的器具不太发达的时候，古人吃全麦饭，直接把麦粒蒸熟，然后拌上菜、肉，浇上汤汁吃。现在来看，这是最有营养的一种吃法。

现在的加工业发达了以后，一是往面粉里加东西，就为了让面变好看、变白；二是最变态的、我最反对的，为了制造一些高端面粉，就把麦芽里的胚乳和胚芽剥走了。我以前讲过吃猪蹄，很多时候商家把蹄筋抽走，就给你卖一个皮包骨头的空囊。其实，猪蹄最宝贵的是它的蹄筋。拿去胚芽和胚乳的小麦，基本上没有任何营养价值，跟你吃红薯、土豆差不多，尽管它也是种子。因此有的人反映说他买的面，虫子都不吃。你看虫子多聪明。

我们现在要尽量去找一些全麦，哪怕它的颜色不是那么白，哪怕它没有那么好看。但是用全麦做出来的饭，擀面条也好，蒸馒头也好，都有一种麦香。现在很多人已经吃不到麦香了，因为食品加工或添加，把真正的麦子毁得太厉害。

还有人提出来：“哎呀，我们家孩子对麦麸过敏，不能给孩子吃面包、面条。”对麦麸过敏是你有病，你把病治好，吃小麦就不过敏了。

2 至少在春秋时期，麦子已经成为一种普遍的主食

我们说小麦是食品，但跟大家交个底，其实至少在汉朝时，就把小麦当药品来用。先说一个跟小麦相关的故事，这个故事我在讲历史课的时候讲过，讲成语的时候也讲过，就是病入膏肓。

病入膏肓的故事发生在春秋，不是战国（三家分晋以后叫战国）。当时晋景公干了件什么缺德事呢？有部戏叫《赵氏孤儿》，讲的是晋贵族赵氏被奸臣屠岸贾陷害而惨遭灭门，就留下一个赵氏孤儿跑了。晋景公干了亏心事后就做了个噩梦，史书上记载："晋侯梦大厉，被发及地，搏膺而踊。"意思是梦见一个披头散发的鬼进来，撞坏他们家的门窗要逮他，他就跑。鬼一边跑，一边说："你祸害了我的家族，让我断子绝孙，我要报仇！"晋景公梦完以后就醒了。

以前人都圆梦，就是找人说说梦是怎么回事。晋景公有个国师叫桑田巫，是个男巫师。桑田巫根据他的梦占了一卦，就说了一句特别悲凉的话："不食新矣。"意思是您老人家好像吃不上今年的新麦了。结果晋侯不服，就跑到隔壁秦国请来一个名医。那会儿晋国和秦国就隔着一条黄河，就是陕西跟山西的这种关系。

名医来之前的头天晚上晋景公又做了一个梦，梦见身体里有两个小人，其中一个小人说："坏了，听说他从秦国请了个名医，可能要把咱俩'干'死，咱俩快跑吧。"另一个小人说："嗐，别怕，咱们俩居肓之上，膏之下，攻之不可，达之不及，药不至焉。用药、用针、用艾灸，都奈何不了咱们，咱们不用跑。"

第二天秦国名医来了，号脉检查完说："对不起，您的病我没法治。因为病在肓之上，膏之下，我用针、用药、用艾灸都没法解决，您还是准备

后事吧。”这个医生说了同样的预言，也说他活不了多久。他给人好吃好唱好招待，还给了一笔钱，厚礼让人送走。结果，他对本国的国师怀恨在心。

终于熬到第一批麦子黄了，他赶紧让人把这批麦子割下来，给他做了一碗面，然后把桑田巫押上来。他对桑田巫说：“你小子不是说我吃不了新麦吗？你看看这是啥？”桑田巫没说话。结果他正要吃这碗面的时候，突然肚子疼，就去上厕所。史书上说他“陷而卒”，后来有很多人解释，有人说他陷粪坑淹死了，有人说他中气下陷死了，拉一泡屎死了，反正他就是死了。

晋景公的故事并未结束（这个故事里有仨梦），头一天有个太监做梦背着他升天，这个太监嘴贱，第二天逢人便说。结果晋景公死了以后，就把这个小太监殉葬了，又背着晋景公升天了。

从这个故事推断，至少在春秋时期，麦子已经作为一种普遍的主食。

3 在《伤寒论》里，用甘麦大枣汤给人治病

我前面说了，在《伤寒论》里就用小麦给人治病，这个方子叫甘麦大枣汤，甘就是甘草。甘草是甜的，我们小时候在野地里挖甘草（也叫甜草苗），挖出来一嚼，很甜。后来很多人咳嗽喝甘草糖浆，其实就是甘草；麦就是小麦，不是大麦；还有大枣。这三样东西熬在一起是什么味道？很多人说：“徐大夫给我开的药不好喝。”我说：“你没得喝好喝的药的病啊。”

其实，甘麦大枣汤就是用小麦辛温辛散、疏肝解郁的功能，它本身是甜的，加上甘草和大枣的甜，可以缓解紧张、焦虑情绪，让人放松，得到一种满足感的精神状态。

这个方子治什么病呢？脏（臟）躁。《伤寒论》的原文是这么说的："妇人臟躁，喜悲伤欲哭，象如神灵所作，甘麦大枣汤主之。"意思是女人没有因没有由，就无理取闹，整天悲悲切切、哭哭啼啼，做啥说啥，怎么"舔"她也不顺心。别"舔"了，她是有病。

这种病怎么治？就用甘麦大枣汤，其中用的小麦是一升。我之前说了我们吃的是全麦饭，不是熬的面汤。把小麦跟甘草、大枣炖在一起，最后取汁，让她喝下去。看似很平常的一种药，其实起到了疏肝解郁和滋养脾胃阴液的作用。因此，我们把它归到了疏肝解郁的药里。这是小麦的一个应用。

4 浮小麦是一种药，有收敛心神和止汗的作用

还有一种应用是，小麦里瘪了的没长好的小麦也是一种药（我们叫浮小麦，清洗小麦种子的时候，坚实、饱满的颗粒会沉底，水面会浮着干瘪的小麦），这种药和坚实的小麦的作用正好相反，它有一种收敛心神和止汗的作用。

因此，我们碰到一些人动不动就出汗，比如吃碗饭也出汗，吃碗热饭更出汗的情况，就建议他少吃小麦饭，可以吃点儿浮小麦煮的中药，起到一种收敛心神和止汗的作用。而且大家记住，这种出虚汗的人一般都心神散乱、外越，属于狗揽八泡屎，总有不同的想法，晚上躺在床上也睡不着觉，心里想着各种国家大事。浮小麦也是一种药。

5 麦芽糖：不那么甜，但是它很黏，这种黏性正是最好的滋补

小麦生发、催化的能力特别强。中国人吃的糖不是我们现在吃的蔗糖或果糖，蔗糖和果糖是现代制糖业发展起来后诞生的糖。不管是白糖、冰糖，还是红糖，它的成分一半是果糖，一半是葡萄糖。

果糖讨厌在哪儿？它不经过人的消化吸收，直接进入肝脏（臟）。肝脏（臟）对它分解不了，只好把它储存起来，就变成了现在所谓的脂肪、脂肪肝。果糖的危害远远超过现在说的烟草、酒精的危害。而且果糖特别讨厌，因为它会让人上瘾，很多人吃水果吃得上瘾，几天不吃就想吃。其实，不是他的身体需要，而是身体里有一种邪恶的东西需要它。

中国人的智慧是，知道南方有甘蔗，北方有甜菜疙瘩，我们把它粉碎、蒸熟后熬，熬出的糖稀最后变成蔗糖。中国人用的是麦芽糖，为什么叫麦芽糖？就是小麦发芽以后，把它剁碎，和蒸熟的米饭或高粱米、小米放在一起。这时小麦苗里带的分解酶，就会把蒸熟的米饭或高粱米里的淀粉分解成糖，这个糖就是麦芽糖。

麦芽糖跟蔗糖一样是双糖，但跟蔗糖不一样的是，麦芽糖的双糖是由两个葡萄糖组成的，它分解完也是葡萄糖，而葡萄糖是我们身体最容易消化、吸收、利用、分解的糖。中国古人的智慧真是远远超乎我们现在的想象和所谓科学的认知。

麦芽糖有个特点，不那么甜，但是它很黏。腊月二十三吃关东糖、小糖瓜，恨不得牙松了以后，直接把牙黏下来，但这种黏性正是麦芽糖最好的滋补效果。

身体里有漏洞一定要去补，补完了以后再去益——往里加东西。因此，我们把这种糖叫饴糖，我相信很多人都吃过。

饴糖可以作为一味中药使用，在《伤寒论》里治疗虚劳、虚损、心悸、消化不良、厌食的症状，有个很著名的方子叫小建中汤，其实里面就是桂枝汤倍芍药加饴糖。这个方子已经从一个疏肝泻脾的方子，变成一个直接补益脾胃的方子，桂枝变成了一种反佐。

因此，饴糖对脾胃的滋养作用比我们吃龙眼肉的果糖要好得多。这是小麦的另一个功效。

6 对麦麸过敏，其实不是食物的原因，而是你有病

现在流行一种病——对麦麸过敏，有人说他们家的孩子没法吃面食，一吃就浑身痒。按现在的医学和科学理论，这辈子就不能吃面食。这并不绝对。

不能吃面食，你在这个世界上生存的概率和存活的可能性就比别人小得多。现在很多人说对这过敏，对那过敏，其实不是外面食物的原因，而是你有病，这种病中医就能治。

我以前在其他场合也讲过，1999年我刚开厚朴的时候，那会儿在万信商务大厦，主要的学生和病人都是外国人。当时冰心的女儿吴青教授给我推荐一个四十来岁的女病人，是联合国教育方面的一个专员，在中国工作。她找我看病是治疗身体瘦弱，消化不良，最主要的一个症状就是对小麦过敏。

当我们讨论这个问题的时候，我就跟她说："你的大夫是不是说你这辈子不能碰小麦制品？" 她说："是。" 我说："你在多少岁的时候，开始发现

自己对小麦过敏？”她说：“二十多岁。”我说：“你想过没有，你二十多岁之前为什么对这些东西不过敏？为什么现在就过敏？”她说：“我没考虑过这个问题。”我说：“这不是小麦的问题，而是你自己的问题，你的消化能力弱了。吃小麦本身在治你的病，然后产生了一些让你不舒服的症状。你不把它当成一个治病的过程，反而当成一种疾病的表现。治这种病有两个方法：一个是接着吃小麦，然后吃抗过敏药压制反应；另一个办法是把病治好，这辈子还可以吃小麦。”她半懵半懂，貌似觉得我说的有道理，然后说：“你先治吧，看看效果。”

后来我就给她治胃病，其实是她体内阴寒的东西太多了，碰到小麦以后被激发了。因此，我的治疗主要是给她化解胃肠道的阴寒。很简单，摸她的肚子，中脘有一个冷硬结，特别冰凉。胃肠道阴寒的人有个特点，一般吃凉的、麻辣鲜香的东西没反应，别人都觉得辣得不行，他却没反应，其实是丧失了知觉。

后来连扎针带吃药，大概没过一个月，她一周来一次，我就在她吃的中药里加了炒麦芽，我们叫炒三鲜。这个麦芽其实是大麦芽，大麦虽跟小麦属于同一科，但不同属。还有跟小麦有关的神曲——用面粉拌上中药，加上曲发酵做成的一味帮助消化的中药。

我给她开了，但没告诉她，就让她喝。喝完第二周回来，我问她有什么反应，她说：“没反应，挺好的。我现在吃饭也香了，好像体重也增加了，没有瘙痒之类的过敏反应。”然后我问她：“你知道这两味药是什么吗？”就告诉她了。她说：“你怎么不告诉我，把我吃坏了怎么办？”

确实要注意，有些人对花生过敏，如果非给人偷偷吃花生，可能会诱发哮喘导致生命危险，但治病我有把握。从此以后，我让她尝试先吃发酵的面包，慢慢再吃死面做的面条，最后吃小麦没有任何问题。

因此，大家记住，如果你（或自家的孩子）对小麦过敏，被诊断为对麦麸过敏，不要再躲面食，你这是在保持自己的病态活着，应该找中医大夫治这个病，而且这个病是可以治愈的。治愈以后你好好吃小麦，对身体的发育是有帮助的。

7 小麦的食用方法

炒面：本身就是药，是治疗小儿虚损或饮食不当、饮食不节造成的腹泻最好的药

接着说小麦的食用方法，有没有什么讲究？有，第一个最简单的吃小麦的方法就是吃炒面。我们现在的生活极大丰富了，大家对炒面好像没有啥印象，但我告诉你，炒面是最早的干粮。大家都知道抗美援朝时期，中国人民志愿军在朝鲜的冰天雪地里背着一个像自行车轮胎那么粗细的干粮袋，里面装的就是炒面，后勤补给线被以美国为首的“联合国军”全炸毁了。而且还有一个细节，国民党的一些战俘，比如杜聿明、王耀武等人被关在沈阳的监狱，抗美援朝期间，他们的一项劳动工作就是给志愿军做炒面——院里支起一个大铁锅，把面粉放进去就在那儿炒。

生面吃进去以后是完全不好消化的，只有炒熟了以后才好消化。我看到战地的报道，志愿军真是很艰苦啊！一口炒面就一把雪，就那么吃下去，就那么顽强地活下来。美国的指挥官道格拉斯·麦克阿瑟被解职以后，新来的指挥官叫马修·邦克·李奇微，他看到志愿军的补给以后大为惊叹——对面这些跟我们作战的士兵，居然是靠这种补给活下来的。你就知道那些人的精神力量有多么强大。

为什么推荐炒面呢？因为炒面本身就是药，这个药是治疗小儿虚损或饮食不当、饮食不节造成的腹泻最好的药。碰到小孩子拉稀，真的没必要

到医院打抗菌素，有些婴幼儿喝奶拉奶瓣的这种不太严重的情况，其实做一小碗炒面就可以。

怎么做？火上放上锅，不放任何油，然后把中筋粉倒进去。一定要小火，然后不停地翻炒。翻炒的同时可以加点儿盐和糖进去，等它变黄，别焦了。其实焦了也行，焦了更是药了。炒到黄了以后出现一种麦香，就可以停了，这时把炒面放在碗里，冲一杯开水搅和。它不是面糊糊，因为炒黄了不会那么黏。把这碗炒面喝下去能止住腹泻，至少能缓解，让他大便成形。如果平时大便偏稀，拉屎黏马桶，也可以用这个方法。

如果身体是健康的，不存在腹泻的问题，早上时间短来不及做早餐，也可以吃炒面。这里面可以放点儿猪油或牛油，就变成了一种叫油茶面的食品。我们小时候家里来不及生火做饭的时候，直接从暖壶倒出开水冲碗油茶面。油茶面里还可以放很多“佐料”，比如核桃碎末、核桃仁、芝麻……这样冲出来的油茶面既香又富含营养。这是既快速又便捷的吃法，比你们现在点外卖好得多，炒面是最早、最简易的一个方法。

我们要根据自己的情况吃合适的面食

然后就是我们说的生面或死面。死面适合脾胃正常或脾胃强壮的人吃，而且那个面是越厚越筋道，越宽越来劲。我小时候吃面包，因为面包太虚泡，我把它拍扁了吃。为什么？人年轻时的肌肉力量、胃肠蠕动强，腮帮子也强，就喜欢嚼一些硬的东西。因此，身体好的人可以吃这种筋道的厚的面食，身体弱的人就不行。

比如山西大同的刀削面就是带棱带角的，它不是光面，而是个棱子，适合干苦力活、胃肠消化能力强的人吃。在陕西我们吃羊肉泡馍，这个馍就是把死面扽后，直接烙成的面饼，他们叫馍。掰碎其实是帮助你消化，然后浇一碗羊汤。我觉得如果脾胃弱的人吃羊肉泡馍，吃了以后就比较难受。

死面饼在北京饭菜里也有，就是卤煮火烧。火烧也是死面的，就像一个实心的面疙瘩，整个面饼在锅里跟大肠、小肠、肺头一起炖着。你要一份卤煮火烧，其实大半碗全是火烧的饼子，上面浇点儿肥肠、猪肝肺的汤。

因此大家记住，死面食物不好消化，但是给力，适合消化功能强的人吃。但凡从事脑力劳动、情感丰富、脾胃功能弱的人，都应该吃发面的东西。

你看山西跟陕西一河之隔，我在西安吃的泡馍就是死面的；过了这条河到了运城，运城做的羊肉泡馍，还有些地方做水盆羊肉，用的就是发面饼。而且运城的发面饼有点儿像我吃的油旋儿一样，本身就非常蓬松、柔软，用羊汤一浇更好吃。到了洛阳以后基本上都是发面的。面食要看是谁吃，从事脑力劳动、体力劳动的人吃的面食完全不一样。我们要根据自己的情况去吃合适的面食。

大家一定要学会用面肥发面，这是我们中国最古老、最传统的利用乳酸菌发酵的方法。发酵以后一个是帮助你消化，另一个是产生乳酸，你一兑碱，可以把酸碱中和，食物里多少带点儿碱。碱我说过了，本身就能去油腻、去污垢，又增加了三焦（膲）的功能。这是我建议的小麦的吃法。

8　蒸和烘烤的区别：蒸的火力小一点，更平和，更适合中国人的体质

然后就是蒸和烘烤的区别。我最早去日本旅游，记得是去箱根，箱根有个著名景点叫小涌谷，山谷里冒火山喷发的硫黄。还有个地方叫大涌谷，最近几年好像火山活动比较频繁，出来的毒烟很厉害，差点儿要关闭了。

我记得我们去小涌谷住在酒店，吃早餐的时候我去拿吃的，看那儿有个法棍，我就拿了大半截回来。结果吃的时候嚼不动，服务员过来看见就乐，我也不懂他乐啥。后来我老婆问了一下，我老婆说："你把样品拿回来了。"烘烤的东西偏干燥，中国人吃的不是烤面包、烤法棍，用蒸。蒸的火力小一点，更平和，更适合中国人的体质。

我们都知道山西的面食非常丰富，我们逢年过节还要做面贡——把馒头捏成动物的形状，还有小人儿的形状，涂上各种油彩，就坐那儿做这种祭神用的贡品。所有这些做的方法，其实都是变着花样让你换着法儿地吃主食。

我以前总说一句话："食谷者慧。"其实就是说吃种子的人对自己的元气消耗少，对种子的精气利用率高，自己产生的能量和神就充足而高级；总吃肉的人，排毒的路径不通畅，自个儿没有狐臭，就会产生一种肉毒，所以就昏沉，比较沉闷。因此，我反复强调要吃五谷。

9 吃饭的顺序——主食第一

现在反中华传统饮食观念的人太多了，其实是源于一种自卑感，洋人和洋人的中国代理人、买办在收我们的自卑税。中国人骨子里对自己的传统和传统文化有一种深深的怀疑和否定，因此别人一说传统不好，这些人马上就去附和，这是骨子里的贱。

繁体"麦"的写法是"麥"，上面有点儿像"来"字。面食的"面"字也有繁体字的写法，我们现在写成"面"，其实面的繁体字边上有一个麦，即麵。大家现在吃的是面子，不是麥子。

说一下做饭的心情，大家记住，心情不好的时候别做饭，也别吃饭，别吊着脸跟谁欠你多少钱似的，在心情不好的情况下做一顿饭，做出来的饭贼难吃。

我小时候姥姥跟我说过一句话："吃过猪头、羊头，没吃过人头。"你哭丧着脸往那儿一摆，带着怨气、带着恨做一顿饭，确实在散布极度不良的情绪，我们要吃麵，吃面子。

之前我说了吃全麦是比较均衡的，简单来讲就是，麦子的仁性质偏热，麦实的表皮叫麦麸，颜色偏红或偏褐色，性质偏凉。如果你吃全麦磨成的面，寒热是均衡的，正常人吃就没事；如果你的性质偏热，总出虚汗，就吃点儿麦麸。浮小麦为什么能浮起来？因为它瘪了，里面没有仁，只剩空壳，它的性质偏寒。我建议大家吃全麦面或全麦粉，虽然颜色没那么白，但它是一种真正寒热均衡的食品。

我说主食万岁，强调吃主食的重要性，第一，一定要吃主食；第二，你每次吃饭的时候，进嘴的第一口东西一定是主食。

我们现在都把外出吃宴席的坏习惯带回家了，先来点儿凉菜，再来点儿热菜，最后吃主食的时候不吃了，或者吃一点儿，长幼尊卑、君臣佐使的顺序完全颠倒了。如果你到外面吃饭，上来就说："我先要点儿主食吃。"很多人会用特别诧异的眼光看你，就跟看土鳖似的。其实，咱不是土鳖，"洋鳖"也这么吃，比如去吃法餐的时候，一般先上的就是刚出炉烤得很好吃的面包，而且是无限供应，想吃多少吃多少。为什么这么吃？我们强调君的重要性就是，大家记住有一句古文叫"甘受和，白受采"，这种主食等于是给你打了一个很好的基础，然后在这张白纸上可以画最新、最美的画，符合养生或保健的诉求。吃进主食以后，首先对胃肠黏膜有一个非常好的保护作用；其次，主食快速转化为精气神的性质，等于给你吃后续的饭增添了很好的动力。

我经常说，吃口馒头什么也不蘸，一嚼就有甜味，因为唾液里的淀粉酶把馒头里的淀粉转化、分解成了糖。很多人跟我抬杠："我吃几口主食就饱了，剩下的不想吃了。”废话！不想吃就别吃了嘛，吃主食就够了，干吗还吃后面那些没用的。很多人把吃饭当成了通过自虐产生快感，获得一种享受的方式，这完全是病态的。

大概在 2019 年，我带着厚朴五期去中国台湾游学，发现全国各地的美食在台湾都有体现。五期有个尤同学是台湾当地的，我到了以后她父母找了一家很好的饭店招待我和夫人，我们快走之前以正常的礼节回请，请人家父母一家过来吃饭。我们当时挑了一家林糊糊老师推荐的饭馆，看着不起眼，进去以后就上了一碟花生米，我一吃花生米就知道这家饭馆不错。

我们定的是他们下班以后，大概六点半开饭，但那会儿我已经形成了一天吃两顿饭的习惯，大概早晨八九点钟吃顿饭，让我熬到下午六点，在吃饭之前已经饿得不行了。因此下午四五点钟在宾馆等着去吃饭的时候，我就饿得不行，我知道楼下拐角处有一家店卖东北大饼，就是发面饼。我叫我老婆下去买了半张葱花饼，切成四五个月牙给我拿回来。我记得她拎着塑料袋，她的意思是我饿了先垫补一下，待会儿还有饭吃，结果我把那半张葱花饼全吃了，现在饿了我就要吃，晚上跑到饭馆去赴宴了。我们尤同学的父亲特别客气，拿了两瓶一斤半的金门高粱酒（度数很高的白酒），然后我们还唱歌，反正快把人家的饭馆给掀翻了。那天我大概喝了一斤白酒，但是一点儿事也没有，晚上吃完饭回到酒店，我觉得整个指尖是那种热乎乎的、饱满的、充盈的感觉，就是那种通体舒泰。

我后来反思，为什么自己的战斗力这么强？喝了一斤金门高粱酒啥事没有。后来我一想，就是那半张东北大饼垫补的原因。主食除了必须吃它以外，吃的顺序也很重要，因此本篇要强调吃主食的顺序为什么重要。大家都知道田忌赛马的故事，马没变，孙膑就把马的出场顺序变了一下，最后的输赢结果就变了。你们同样是按照我提供的各个节气的膳食单子去做饭，仅仅吃饭的顺序变了，可能结果就不一样。这就是我强调的吃饭的顺序——主食第一。

10 面食升级换代的“产品”

面筋：把小麦里的淀粉去掉，就留下蛋白质

很多人说：“你这一碟子腌白菜又一碟子腌白菜，整天不是面条就是烙饼、馒头、包子，有没有新花样？”当然有，中华文明几千年，你以为面食就那几样吗？

接下来讲一下面食升级换代的“产品”，孔子说：“食不厌精，脍不厌细。”小麦的升级产品，第一个就是我们经常吃的面筋。我们高中的化学课上，我记得老师舀了一烧杯面粉，然后就拿水洗，因为面粉见到碘以后会变蓝，然后他不停地洗，把淀粉洗干净以后就留下一团黏性、弹性特别大的面团，这叫面筋。这时把碘液点在面筋上，它就不显蓝了，因为淀粉都被洗干净了。

面筋等于是把小麦里的淀粉去掉，包括将一些初级的糖分、糊精去掉，就留下蛋白质，这个蛋白质其实就是我们后面很多菜要用到的面筋，特别是一些吃素的人，把面筋当人造肉来吃。吃素的人除了豆制品、蘑菇以外，就没什么选择了。面筋是一个高档的、很好的食材，而且它是一种粮食，口感又接近肉，深得广大人民群众的喜爱。

我来讲一下面筋的制作过程，其实去超市也能买到，都是炸好的面筋团，但是现在大家对制作食品的场地、环境不放心。不放心咱们在家自己做，自己动手，丰衣足食，而且这个事不难。难者不会，会者不难。

面筋好吃，我是小时候感觉到的，以前家里前一天吃炸油饼或炸油条有剩下的，第二天吃剩饭一般都上笼屉里蒸一下，经过油炸的油饼和油条被蒸热了以后吃，别有一种风味。原来油炸的时候是焦、脆、香，蒸了以后又变得很筋道，仍然有那种香气，口感又变成另一种，非常好吃。

很多人说吃素营养不良或不好，其实如果吃素的食材做得好，素菜是很高级、很香的。我反感的是吃素人非要营造出一种装出来的高大上的宗教气氛，吃饭就是吃饭，高高兴兴地吃饭搞得跟祭祀一样，没意义。

做面筋咱们要准备点儿高筋粉，高筋粉本身蛋白质含量就高，倒500克高筋粉，先用温水和成面团（不要用开水），一般放半斤水，和面的过程中一定要用点儿劲。先把面和起来，有人喜欢硬一点，有人喜欢软一点，和面的过程其实是让里面的蛋白质彼此结合得更紧密，形成一种筋膜或网状的比较筋道的结构，互为依靠。

如果没揉面团，有可能变成小分子的蛋白质，待会儿洗的时候它就随着水流失了，最后洗了个寂寞，洗了一锅面糊糊。而且，和好面以后让它饧（xǐng）一会儿。如果想让面更筋道，水里再加几克盐也可以，饧好面团以后另外准备一盆清水把面团放进去。

有两个方法，粘手和不粘手的方法，传统方法是把面团放在清水里，清水没过面团就开始揉搓它，揉搓的时候沿着一个方向，不要打乱它的结构。反复揉搓，在揉搓的过程中，淀粉变成一种悬浊液，不是溶液，它还是淀粉，清水变成了白面汤。洗到一定浓度以后换一盆水，留下的水不要扔。以我的经验一般得揉三次，等揉到水清得不再变白了，就说明面筋做好了。

还有一种是不动手揉的方法，就是用一盆水加一个钢丝网的笊篱，把和好的面团放在笊篱里面，这时拿勺来回搅动这面团，洗出淀粉就倒掉下面的水，差不多也得洗三盆水。笊篱网里留下一团面筋，正产品还是我们手里的这块面筋或面团。

洗出来的面浆水不要倒，做酿皮用，这些我都做过。我在家是用山药淀粉，放开水锅，上面放一个铝盘，然后把面浆搅好的淀粉水倒进去，开水通过热传导到了上面，薄薄的一层粉皮就做好了，面皮也是这样。面皮没有蛋白质就变得比较脆，不那么黏，这是它的副产品。

前面我介绍了面筋的制作方法，还有一个更省事的方法，不用淘洗面粉，直接到市场上买面筋粉，比中筋粉、高筋粉还高级。它还有一个名字叫谷朊粉，直接用温水和面就行，而且它吸水有一定的比例，吸足了它就不再吸了，可以把渗出来多余的水倒掉，这时你去蒸、煮、炸跟制作面筋的方法是一样的，在里面加酵母粉可以制作烤麸。

和面要“三光”——手上光光的，案板光光的，和面的盆也要光光的。为什么？小麦的蛋白质含量高，有黏性，揉搓到位以后，所有的东西都黏在了面团里，不会留下面粉、渣子。这就是越揉越给力、越来劲，我为什么让大家做饭？其实将来给人按摩的时候也是这个程序和感觉。

做好的面筋就可以用来当食材做饭，但我们需要再深加工一下，把它弄熟。弄熟的方法一个是不加酵母粉，把它切成小剂子，捏成一种形状，然后放到锅里蒸；还有一个方法是放到水里煮；还有一个方法就是常用的炸，不加任何泡打粉或酵母菌，把面筋洗好以后饧一会儿，揉成小圆球放进热油里炸。

刚才你做的所有努力都会在面筋里有体现，面筋在油锅里膨胀变成一个圆球。其实这时还没炸透，先把面筋翻个个儿，让它变得焦黄，然后捞出来，一会儿冷了以后它就塌了。塌了没关系，再把油温调高，把刚才的面筋放进去复炸一遍，这时就炸透了，这就叫面泡。它的口感和吸附的效果特别好，炖肉、炖菜的时候把面泡放进去，能吸收菜汤里的精华，咬一口满嘴的汁液，加上面筋本身又很筋道，有点儿像豆泡。

烤麸：面筋的升级版

下面讲第二个高级食材，其实是基于面筋进一步制作发酵而成的烤麸。我最早吃烤麸是吃本帮菜的时候吃的，在平安大道有家沪江香满楼，离我最早创办的公司不远，我去点了一个菜叫四季烤麸，吃了一个我觉得既像豆腐干，又像冻豆腐，很好奇到底是啥东西。

到了南方出差以后，我经常点烤麸，就问："这是啥东西？"其实，烤麸就是咱们说的面筋，不经过发酵，纯粹油炸，让它变得蓬松，表皮变得焦黄，这是面筋。如果不油炸，就把面筋加上酵母粉发酵，然后把它蒸熟，蒸熟以后它会膨胀两到三倍，稍后我会讲烤麸的制作过程。这时做出来的东西就叫烤麸，因此，它是面筋发酵以后蒸熟了的东西，再把烤麸切成各种形状跟其他的菜品搭配。这就是面筋的升级版。

如何制作烤麸呢？做好面筋以后，加入一些酵母粉让它发酵，饧好了以后放到一个盆里（盆的容积要大一点，因为面筋发酵以后膨胀起来特别蓬松）。饧好后上锅蒸，蒸十五分钟揭锅盖，整个盆里满满的就是蒸好的烤麸。有点儿像我们原来蒸玉米面发糕，但烤麸的口感和黏性比发糕好得多。这时你把它取下来，切块放凉，这就是烤麸。

烤麸可以直接入菜，然后烹制，也可以油炸一下再去烹制，各取所需。因此，在江浙沪，烤麸的使用频率还是比较高的。北方人使用炸面筋做面泡比较普遍。大家掌握了这门手艺以后，对将来丰富自己的餐桌，调和自己的口味，增加饮食的趣味，都有很好的帮助。

酿酒：小麦也是制酒的原料

小麦的另一个高级版本就是酿酒，其实我们都听过地瓜酒、高粱酒，但很少人听过小麦酒。其实，小麦也能酿酒，跟南方做醪糟一样，加入酒曲以后让它发酵，发酵的酒特别甜，这种酒叫稠酒、甜酒或甜胚酒。因为小麦的蛋白质和淀粉含量都比较高，所以，小麦也是一种制酒的原料。但发酵用的材料，多是一些蛋白质、淀粉含量偏低的粮食，因此，它经常作为一种用于酿酒的辅料。

比较有名的五粮液里就有小麦，而且我们喝的啤酒里也会用到小麦或小麦芽，它不是以主角的身份出现。在我们喝的酒里其实也有小麦的精华，喝那口酒可能相当于在吃主食。

制糖：麦芽糖有疏肝、温和的力量

小麦再高级的版本就是我前面说的制糖，做麦芽糖。

如果大家掌握了小麦的属性，知道了麦芽糖的疏肝、温和的力量，当你的老婆或女朋友痛经的时候，别端一杯红糖水，红糖再热也是蔗糖，一半是果糖，这时给她熬点儿小建中汤，或者端一杯麦芽糖水，带点儿高粱饴，可能更能缓解她的痛苦，安慰她那颗需要关怀的心。

小麦的性质和功效就讲完了，祝大家好好吃饭，好好吃面，好好蒸馒头，好好烤面包。

第19章

大麦：在食品工业和制药行业里的应用非常广泛

大麦进入食品领域不像小麦那么普遍，因为它比较粗糙，做饲料的用途更广泛；另外，它在工业上用于做发酵食品，比如大麦芽、大麦的青苗，还有大麦制作的糊精，特别重要的一点是，大麦可以用来酿啤酒。

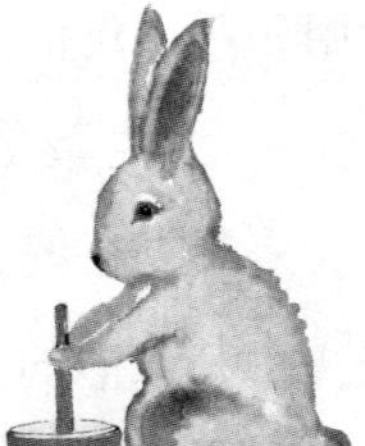

1 大麦茶是一种非常好的消食化积的药材，也是与药食同源的药材

本章开始讲另一个重要的主食——大麦。大麦跟小麦属于一个科，但不是一个属，大麦的麦芒特别长，等于自身的一倍长，这是一个特点；大麦的壳非常不好剥，这是另一个特点。

我们对大麦不熟悉的一个原因是，大麦进入食品领域不像小麦那么普遍，因为它比较粗糙，做饲料的用途更广泛；另外，它在工业上用于做发酵食品，比如大麦芽、大麦的青苗，还有大麦制作的糊精，特别重要的一点是，大麦可以用来酿啤酒。

大麦在食品工业和制药行业里的应用非常广泛，说大麦大家不熟悉，但大麦底下有几个“小兄弟”，大家应该比较熟悉，其中一个就是青稞。

一说青稞大家就熟悉了，藏族人吃的麦子不是小麦，一方水土养一方人，只有在青藏高原高海拔、耐寒、耐旱的地方长出来的麦子供当地人食用，才能提供相应的热量或能量。如果换成大米、小麦，就不给力，因此，青稞跟大麦是一家人。

本篇主要讲一下大麦的食用和药用价值。很多人喝过大麦茶，大麦茶也是我们中国人的传统饮食之一。大麦茶是一种非常好的消食化积的药材，也是药食同源的药材，但大麦茶有讲究，大麦茶分两种，一种是用大麦仁炒焦黑了以后磨碎了装袋，拿开水泡的大麦茶，现在一般在一些韩国或日本餐厅里会有这种大麦茶。我很少在外面喝这种饮料，因为到日本吃饭，餐厅经常给你上贼寒凉的抹茶，所以有时候要问餐厅有什么，有大麦茶就要一壶大麦茶。

真正好的大麦茶是用发了芽的大麦炒焦、炒黄以后（炒麦芽）拿开水泡的，这是一个很好的饮料。发芽跟不发芽的区别在哪儿？其实就跟冬笋和春笋的区别一样，一个是苦味入肾、入心，一个是辛味入肝，解郁疏肝理气。在中药材里有一个药叫炒三仙，里面有三味药，分别是炒神曲、炒麦芽、炒山楂，这三味药是帮助我们消食化积的，肉积或小孩儿奶积都可以化掉。大麦芽和大麦茶有非常好的药用价值。

另外，炒麦芽还有一个特别好的作用，如果不炒它生用，疏肝理气、让人心情舒畅的作用比较大一点；炒了以后，它有消食化积的作用，但更主要的是有回奶的作用（妈妈哺乳孩子到一定时间以后，比如自个儿的身体虚弱，特别是月经又恢复了，如果一边喂着奶一边来月经，等于是两头在漏自己的精血，尤其是来了月经以后，本身乳汁的质量会下降，成分也会改变）。回奶有个很好的方法就是用炒麦芽煮水喝，这时月经会恢复，奶水会停止，这是我们中医用得非常好的一个方子。

2 大麦芽：不是为了吃它的芽，而是为了吃这种破芽而出的生命力和动力

下面我讲一下在家里做大麦茶的方法。立春的时候，我就教大家发豆芽、生豆芽。其实发小麦芽和大麦芽的方法和发豆芽基本类似，以后我会教大家做麦芽糖。我记得小时候家里有小盆景——一个瓷的盆上有座假山，我妈一到春天就在里面放几粒小麦，然后浇水，用不了几天小麦就开始发芽，长出的绿苗跟青花瓷的花盆和灰色的假山相映成趣。

厚朴的院子比较大，当时四期还在上课的时候，我让食堂的郑师傅在

上坡的台阶边上种了大概十行小麦，春天很早返青，到了六七月份长出金黄色的麦穗，最后没吃，当装饰品发给同学了。做小麦发芽或大麦发芽，我们要选一些非转基因、非种子公司的小麦或大麦的种子，其实和喝咖啡一样，都是现吃现做、现炒现做、现烘焙现研磨，它的香气和买的袋装的完全不一样。

买回大麦以后，准备一个铁锅，不要放油，微火（比小火还微、还小一点），把大麦的种子放进去。其实放进去之前，如果能用冷水浸泡一小时，效果会更好，泡完一小时后用干毛巾把表面的水分擦干，不然会爆锅，尽管锅里没有油。

根据自己需求的量，把大麦放进去以后，勤快地不停翻炒，翻炒的铲子最好是木铲子。这时先把大麦的湿气去掉，然后开始变得黄一点，出来一种焦香。其实，炒到微微变黑的时候就做好了，有点儿像做炒面和炒米，山东一带的人不喝茶，就喝炒米糊——把小米炒得焦黑以后冲了喝，有种苦味。劳动人民的智慧是无穷的，这时大麦茶就做好了。

如果家里有粉碎机、搅拌机，也可以先浸泡大麦，然后打碎再炒，不要打得太碎，炒出焦香味就可以冲着喝了。首先闻着就很香，喝到肚子里有消食化积的作用，因此，这是茶叶很好的替代品。

炒大麦芽的工序比它多了一道，先把种子漂洗一下，把里面不饱满的、没有繁殖力的、瘪的大麦去掉，然后放到一个避光、湿润的地方，找一个桶也好，盆也好，杯子也好，把大麦放进去浇水，不能一直泡水。可以前一晚泡一晚上种子，然后浇水、换水，盖上湿布，不让它见光，其实就是在一个不见自然光的地方，有灯光的地方避开一下。基本第二天、第三天就会冒出一些芽。

大家记住，咱们不是为了吃它的芽，而是为了吃这种破芽而出的生命力和动力，辛散的力量，因为它长大以后就变甜了。在它长出芽、冒出头以后，基本上三四天的时间就终止了。终止以后，把它摊平，先晾干，可以晒干，也可以自然风干。制茶的这个过程叫萎凋，其实就是把蔬菜放蔫，脱去水分，然后用同样的方法炮制——准备一个铁锅，把麦芽放进去微火慢慢地煸炒，比大麦茶多了疏肝理气、回奶的作用。

喝炒大麦的茶有点儿像吃冬笋，喝炒麦芽的茶有点儿像吃春笋，因此把这两个方法就教给大家了。如果孩子要断奶，母亲要回乳，炒的量要大一点，基本要炒半斤（就是二百五十克左右），煮水喝效果才好。

3 现在别喝冰镇的啤酒

我们最耳熟能详的对大麦的应用其实就是酿酒，酿酒是西方人发明的，一个是用葡萄自身的酶酿出来的果酒叫葡萄酒，还有一个就是用大麦芽发酵以后，加上酒曲酿出来的啤酒。

啤酒最早的出身很简单，也很纯粹，就是大麦和大麦芽，然后加点儿啤酒花经过发酵，没有现在加的各种淀粉等乱七八糟的东西。据我所知，德国啤酒工业协会有制定的标准，如果为了节省成本，加了各种淀粉进去，人家不承认那是啤酒。

大麦芽是酿造啤酒的主要原料，因此现在真正讲究的啤酒制作，是用大麦芽以及汁的浓度来评定啤酒的级别。麦汁含量越高，啤酒就越贵，在日本也是，最早我也不懂，我就买标价最贵的，后来发现是对的。大麦汁的浓度决定了啤酒的质量。

啤酒最早进入中国的时候说是液体面包，而且那会儿人们崇洋媚外，都认为啤酒好；现在啤酒却被冠上了造成痛风、尿酸高、肥胖等各种疾病的骂名，其实这两种极端都不对。

我记得小时候第一次知道啤酒是我爸骑自行车，前面大梁坐着我，后面座上坐着我妹，进大同城不知道去干什么，路过了一家小饭馆。当时因为大家都靠供应吃饭，都是花粮票、钱，很少有人下馆子，我爸那年就浪漫了一下，带我们去下馆子，到现在我还记着那家小饭馆的味道——不是泔水味，也不是地沟油味，就是饭馆特有的味道。我记得我爸给我们一人要了一个冰激凌球，每个人的关注点不一样，据我妹的记忆，她说当时还给我们一人要了一个煮鸡蛋。我爸要了碗啤酒，那会儿啤酒真不讲究，不是杯装，我印象中就记得啤酒是黄的。回家后我妈问干吗去了，我们就说去下馆子，吃了冰激凌，然后我妈说："你爸吃什么？"我说："我爸喝胰沫沫酒。"大同话把肥皂、香皂叫胰子，因此我们把肥皂沫叫胰沫沫，这是我对啤酒的第一印象。

后来改革开放经济富裕了，啤酒逐渐进入百姓家，啤酒跟白酒比没那么剧烈，人们还能多喝几杯，多走几轮，因此大家逐渐接受了啤酒。但我一直记得姥姥说的一句话："啤酒是马尿味。"我心想，谁喝过马尿啊？你怎么知道是马尿味？其实我看过马撒尿，马撒出尿的颜色和白色泡沫跟啤酒差不多，估计我姥姥是形容啤酒的样子。

上大学的时候我基本不怎么喝酒，毕业了快五六年的时候开始喝酒，当时喝的不是燕京啤酒，是北京啤酒，我记得还有什么白牌、绿牌，印象不是很深。啤酒走肾，人喝完以后不停地撒尿，我喝啤酒也出汗，我接受酒精的东西都出汗，但我知道只要我一出汗，就可以放开喝，酒量很大。但后来接触的啤酒，我发现越来越水了，各种兼并、收购，最后不讲任何道德地往里加啤酒中不该有的东西。

我在美国的时候，美国卖酒的商店里有青岛啤酒，我当时思乡心切，买了一小瓶青岛啤酒，而且美国卖酒的商店有特殊规矩，不许在那儿开瓶喝。美国的法律很有意思，如果你在那里开瓶喝，它就变成酒馆了。青岛啤酒真的很好喝，1988 年我第一次到威海做社会调查，利用暑假出去，考察老师带队，我打前站去了威海，当时想浪漫一下，在路边买了半斤虾，因为北方人吃虾是稀罕事，然后买了瓶啤酒坐在海边的沙滩上，看着海景一口啤酒一口虾……结果当天晚上不知道拉了多少次肚子，留下了深刻的记忆。

大家想一下啤酒的出身，正宗的啤酒应该是大麦、大麦芽加酵母发酵，最后加点儿啤酒花，它的出身很高级——粮食、种子经过发酵，对身体是有帮助、有好处的。啤酒到现在成为一个致病的因素，主要是因为第一它被冰镇，现代人的心火焦躁本来是一种化学因素通过物理现象表现出来的症状，电视剧《贫嘴张大民的幸福生活》里的老太太得老年性痴呆之前就想吃冰，其实这是一种肾阴不足的虚火。如果啤酒被冰镇了，酒精会把寒气直接带入更深，因为我们都知道酒精是药引子，喝冰水顶多伤肠胃，但喝冰酒就直接引到血脉和骨髓，这是对身体的伤害。

还有一个是我说过的二氧化碳对人的伤害，现在正规厂家也生产一些很低档的啤酒，打着“青啤”“爽啤”的旗号，其实卖的都是一些大麦含量特别低的淀粉发酵的啤酒，啤酒味是怎么来的？都是勾兑出来的。因此就有很多人说：“哎呀，我一喝啤酒痛风就犯了，一吃海鲜痛风就犯了。”痛风和你喝冰镇啤酒有关，和你摄入高蛋白的、不好消化的食物有关，不能完全归到啤酒。我在十几年前就推崇黄酒，中国人还是要喝黄酒，而且要温着喝。

我们把真正的啤酒叫液体面包是有原因的。首先，大麦本身富含蛋白质和淀粉；其次，大麦发芽以后，本身对自己的淀粉就有一种分解的作用，糊化就是在它变成糖之前，产生一种物质叫糊精，糊精本身也是一种非常好消化、被人利用的面粉的状态，进一步分解成糖，再加上酒曲的作用，最后把它分解成糖，转化成酒精，酒精出来是甜的。为什么要加啤酒花？因为加啤酒花会勾兑出一种苦味，中和了它的甜味和酸味，就会产生这种特殊的风味。

最早也没有冰镇啤酒一说，因此鲜榨鲜酿出来的啤酒本身其实就是一味很好的药，跟咱们喝的醪糟汁没啥区别。这是啤酒的原貌，现在的啤酒工业化生产以后就完全变味了。首先因为用麦汁的成本特别高，他们就偷工减料，你看啤酒上如果写着麦汁你就买，如果写着麦汁及淀粉就别买，淀粉背后你不知道它是啥，国内有些厂家为了降低成本，都用土豆粉，喝了半天喝的是土豆啤酒。

啤酒本身是一种富含营养物质的饮料，同时我觉得它也是一种寒热平衡的饮料。可怕的是，啤酒后来被冰镇、加灌气。任何酒包括起泡酒、香槟，自然发酵以后会产生一种气体，这是自然产生的。可是现在碳酸饮料和工业啤酒都是后期强迫打进去的二氧化碳，冰镇加二氧化碳导致喝啤酒变成了一个致病的原因。

我不是劝大家别喝啤酒，而是别喝假啤酒，别喝冰镇的啤酒，别喝打进碳酸气的啤酒。

4 吃青稞的方式：糌粑、酿青稞酒

再说一下青稞，青稞是藏族人民或居住在青藏高原的人吃的，吃的一种方式叫糌粑，跟我之前讲的炒面有点儿像，区别在哪儿？炒面是先把小麦磨成粉，然后炒这个粉；糌粑是先把青稞炒了，再磨成面，然后加上酥油一起吃，就像蒙古人或居住在蒙古高原的人吃的炒面加牛奶一样，提供了非常好的主食，五谷为养，五畜为益，提供了很好的营养和能量，这是糌粑的吃法。

青稞还有一个用途是酿酒，藏区的青稞酒是很有名的，但大家又误会了，现在的青稞酒指的是青稞白酒，也就是蒸馏以后过滤提出来的白酒；真正的西藏人当年喝的青稞酒，其实跟我之前说的用小麦发酵做的甜酒是一样的，也是自然发酵，酿出酸酸甜甜带点儿酒味的酒，这个酒再经过蒸馏和过滤会得到白酒。因此，中国白酒的历史从元末明初算起，也就六百年的时间。现在如果哪家白酒厂家吹嘘自己有几千年的历史，完全是胡说八道。五粮液的五粮包括什么？包括小麦、高粱、稻米和糯米，还有四川当地的黍（黄黏米），后来又把黄黏米替换成玉米。我看他们写自个儿有几千年的历史，别扯了，六百年前做的是黄酒，黄酒是适合中国人体质的酒，蒸馏酒烈性、火性太强。

5 麦乳精：大麦芽加大麦仁分解出来的糊精

我前面讲了大麦有非常好的消食化积的作用，因此用大麦发芽或大麦的麦仁做成的一些营养食品，非常蓬松、好消化、酥软，适合给老年人和婴儿吃。

大麦芽分解以后产生的糊精就是特别精细的面粉，不是糖，是淀粉，非常适合人体消化、吸收。

在日本有一种功能饮料是把大麦苗粉碎以后打汁，绿绿的，上面就写着麦苗，宣传这种饮料有消食化积、降血糖、降血脂的功效，反正吹得神乎其神。原来晋朝吃生鱼片的时候，是把小麦的嫩苗捣碎以后做蘸酱。其实，麦芽、麦苗或大麦芽、大麦苗本身含有分解食物的酶，都具有帮助消化的功能。功能是有，但有没有他们说的那么神？是不是得天天喝？不一定，也许你买这种饮料还不如到药店买点儿炒麦芽回家自己泡水喝。

还有一种大麦制品能唤起我们儿时的记忆——麦乳精。小时候我们真是苦孩子，现在的孩子不吃馒头，我们那会儿都把馒头当奢侈品，能吃个白白胖胖的馒头觉得很幸福。现在的孩子吃面条都觉得硬，我们那会儿吃的面条比现在的硬多了，我们吃的是玉米面粉。

对小时候我有几个美好的印象，一个是感冒发烧以后，父母会给我倒杯橘子汁，我现在还记得橘子汁长什么样，就倒一点橘子汁，然后兑点儿水，因为那会儿没有水果吃，水果是奢侈品；第二个就是麦乳精，我记得是一个马口铁的铁皮桶，上面写着“麦乳精”，记得那会儿谁要到上海出差，就带桶麦乳精回来。我们偷偷揭开麦乳精的盖子，它要是没凝固之前就拿勺扤一勺，有时候遇湿气凝固成块，就掰下一块吃。

麦乳精的麦就是麦芽，大麦分解以后的糊精是麦；乳是里面有牛奶粉；精是里面有可可粉，就这三种主要原料。在贫困时代，这三种富有营养的东西结合在一起，就诞生了麦乳精。那会儿家里有客人来，倒杯糖水、茶水招待，我觉得倒茶水的频率不高，因为大家的肚里基本没什么油水。倒杯麦乳精香喷喷的，这是美好的记忆。大家记住，麦乳精是大麦芽加大麦仁分解出来的糊精。

现在估计没人吃麦乳精了，就像午餐肉一样。原来我觉得吃午餐肉是神仙过的日子，吃方便面，弄上榨菜，卧个鸡蛋，再切片午餐肉简直高级死了，现在我觉得没人吃午餐肉了。

第 20 章

莜麦：吃完莜面，手上有气，眼里有光

莜面为什么不太普及？因为莜面的产量特别低，一般是小麦亩产量的三分之一到一半，也就是一二百斤的亩产，所以农民种莜麦的积极性都不高，基本上都是口粮田，自个儿种自个儿吃，别人想吃也买不到。

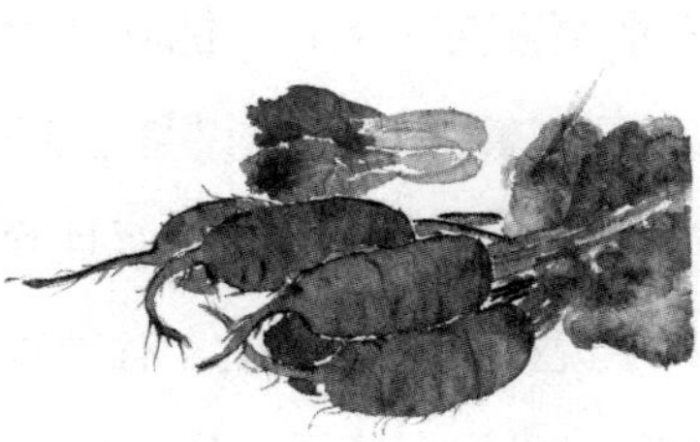

1 莜面：比小麦更好、更温、更热、更有营养

本篇讲一个适合在春天吃的，比小麦更好、更温、更热、更有营养的食品。

有人问我什么时候讲燕麦，我听了以后气不打一处来，为什么？因为燕麦不是国产的食品，但为什么会有人问？因为我们被外国文化侵略以后，大家都形成了一种观念——燕麦特别好、特别有营养，吃燕麦特别高大上。

这种观念是从哪儿来的？我看到一些电视广告的画面里，一个金发碧眼的白人美女，在厨房里打开一盒燕麦片倒入碗里，然后浇一杯牛奶喝了一口。这个场景让你产生民族自卑、文化自卑，然后满世界找燕麦，觉得这么吃有营养。

燕麦不是国产的，在中国产的跟燕麦一个属的叫莜麦。作为中国人来讲，我们吃莜麦已经有几千年的历史，而且莜麦的营养价值、所含的热量、所含的蛋白质和脂肪远远超过小麦。

我经常给一些营养不良、手脚冰凉，还有一来月经就浑身发冷、痛经的女生调理时，建议她们把主食换一下，不能吃大米，因为大米偏寒，而且大米偏酸，吃小麦的热量不够。我的建议是吃莜面，最好蘸着羊肉汤吃，这比吃什么当归生姜羊肉汤要高级得多，而且确实有效果。但是中国人一说燕麦觉得高大上，一说莜麦就觉得土。有家餐馆叫西贝莜面村，原来是挺地道的西北、晋北菜，里面有莜面，现在也改洋气了，改成“I love 莜”，把 you 变成莜面的莜。

一说莜面大家就想到农村的土炕、土灶等烟熏火燎的场景，一个胖老

娘们在搓莜面，这些场景让自己觉得很土鳖，显得莜麦也不咋地。因此，我一定要教大家恢复文化自信，恢复民族自尊。因为莜麦是主食里比小麦还好、还温、还暖、还有营养的主食，所以我大力推荐。

我跟梁冬对话《黄帝内经》的时候说过我们老家有个顺口溜："三十里莜面四十里糕，二十里面条饿断腰。"啥意思？以前人们都是干体力活的，吃一顿莜面做的饭，走三十里地不饿不累；如果吃一顿黄糕，走四十里也没问题；最不耐饥的是面条。

我从小就听我妈说莜面是三熟，意思是吃莜面的时候经过三道工序才能变熟，因此它特别温暖。

第一道熟是它自然成熟，莜麦跟小麦不一样，小麦是秋天播种过了冬，春天生长，夏天收获；莜麦是正常的春种秋收，但是莜麦有个好处——耐寒、耐旱，一般生长在海拔比较高的地方。莜麦相当于黄土高原、内蒙古高原人的主粮，一方水土养一方人。

第二道熟是因为莜麦跟青稞一样，它在收仓储存之前，必须要经过一道炒的工艺，也就是说把它炒熟了才放到粮仓。

最后一道熟就是通过蒸或煮把它弄熟。

因此，莜面的温性和暖性是超过小麦的。

莜面为什么不太普及？因为莜面的产量特别低，一般是小麦亩产量的三分之一到一半，也就是一二百斤的亩产，所以农民种莜麦的积极性都不高，基本上都是口粮田，自个儿种自个儿吃，别人想吃也买不到。再加上现在的人都追求又白又亮的主食，莜面天生黑不溜秋。此外，现在很多人更换种子，想把莜面漂白，漂白以后莜面特有的香气也没有了。这是造成莜面不普及的一个主要原因，我们现在都追求产量，其实你细心想一想，同样的地，同样的肥料，撒下的种子产量越低，其实越珍贵。

我大力呼吁大家重视莜麦，女朋友痛经的时候，你别端一杯红糖水，可以给她做点儿莜面。

2 在这么多制法的背后，其实是我们的祖先想着花样、变着手法让大家吃主食

莜面糊糊是一种很好的饮品

下面我介绍一下莜面的具体制作方法。我研究了莜面的特点，除了前面说的它比小麦的营养价值高以外，还有一个特点是不需要发酵。莜面本身就是一种很容易被消化、吸收的面食，因此它不用经过发酵，而且即便是所谓的死面做出来的面食也很好吃，也很好消化。

莜面最简单的做法就是抓起来就能吃，为什么？因为它是炒面，在储存之前、收割脱粒以后，它的麦粒就被炒过，炒熟或炒得半生不熟，可以直接抓起来吃，我小时候这么干过，抓一把就放进嘴里吃，就像吃炒面。一般最简单的做法是做莜面糊糊，糊糊是一种很好的饮品。

在自己最饥渴的时候，吃干的还是吃稀的？喝水不管饱，吃干的咽不下，这时来碗糊糊是最好的。莜面糊糊其实有点儿像冲油茶面，因为它本身就是熟的，抠两三勺放到碗里，然后用开水一冲一搅和，根据自己的爱好放点儿芝麻，再放点儿糖或盐，一碗糊糊就冲出来了。但这么做有点儿粗糙，你拿开水冲它的时候，会形成一种小面疙瘩，里面好像还是硬的或者没熟，其实已经熟了。莜面糊糊的正确做法是，先在锅里放点儿水，然后准备一个碗，用温水把要冲的糊糊先搅和一下，就变成了一个谈不上溶解的稠糊糊，这么做的目的就是怕它碰到开水后形成面疙瘩，再把稠糊糊倒进滚开的锅里，滚上几下糊糊就做好了，这时放点儿我刚才说的芝麻，放点儿盐、糖都行，这碗糊糊就可以喝了。浓淡稀稠，根据自己的爱好决定。

喝糊糊也有讲究——不用勺，为什么不用勺呢？一般来讲都是把糊糊

盛到碗里，热乎乎的，但是一喝又烫，怎么办？就贴着碗边吸溜，吸溜完一边烫了转一下，往略微不烫的地方吸溜，这一圈下来半碗就喝下去了。

这个吃法是有讲究的，千万别觉得吸溜吸溜就跟吃饭吧唧嘴似的，不招人待见。在北京喝茶汤，小吃街或店门口放着大的铜茶壶，然后要碗茶汤，其实就是油茶面，店家把壶一倾，然后里面的茶汤就冲到碗里，喝这种茶汤也不用勺，就转着碗吸溜。

还有个北京小吃叫炒肝，其实炒肝里没肝，一般都是肥肠或其他杂碎、下水，主要是芡粉勾芡的稠糊糊，吃炒肝也是托着碗转圈吸溜。

其实，在北方我觉得喝糊糊很普及，在山东我知道有些地方不喝茶，就把小米炒黄，略带点儿焦，冲一碗小米糊糊喝，有点儿苦味。济南有个早餐叫甜沫，挺好喝的。

莜面糊糊升级版的做法——莜面拿糕

莜面糊糊还有升级版的做法——莜面拿糕，大同话叫拿糕，做的时候就说："搅一碗拿糕。"搅是搅拌的意思。

拿糕比糊糊更稠一点，拿糕的做法是锅里煮开水，然后把面粉往里倒，一边倒一边搅和，直到面倒完，锅里变成比糨糊还黏稠的一团糕，这个糕是偏软的，然后就拿铲子铲出来盛在碗里。拿糕很软、很糯，吃多少拿筷子一夹就能夹下一块，放点儿羊肉臊子、肉汤，如果你不爱吃肉，也可以放点儿菜汤蘸着吃，特别好吃，口感特别好。有点儿像吃凉粉，但它不是凉粉，它是热粉，凉粉是筋道脆，它是软糯。

我小时候不喜欢吃拿糕，因为不喜欢它的口感。我吃面包都嫌软，要把它拍成面包饼吃。因为小时候消化好，腮帮子肌肉强大，就喜欢嚼点儿硬东西，跟狗啃骨头似的，所以吃拿糕这种软不拉叽的食物，总觉得不来劲。拿糕特别适合脾胃功能弱的人、老年人、没牙的人食用，他们既想补充营养，又想吃点儿好吃的，拿糕是最好的。

我建议有胃病的人吃拿糕，有胃病的表现就是吃点儿东西嚼着嚼着腮帮子就酸了，歇会儿才能吃。你没得过胃病，不知道他们的痛苦，脾胃功能强的人喜欢嚼硬的，脾胃功能弱的真是嚼两下都难受。

还有的人是咬肌痉挛，腮帮上的肌肉特别僵硬，让他张嘴看一下舌苔，一张嘴就是嘎巴一声，西医叫咬肌痉挛，诊断很明确，但没办法治疗。中医是有办法治疗的，针刺腮帮上的足阳明胃经的颊车穴就能缓解。另外，我们的医生学完解剖结构学、经络，开发了一套中医理疗的办法，通过按摩松解面部相关的肌肉群，最后达到治疗咬肌痉挛的效果。

这就是莜面拿糕，脾胃功能弱的时候先吃点儿软的食物，软饭不能硬吃。莜面拿糕听起来特土，其实很高大上。

莜面鱼鱼是搓出来的，不是擀面杖擀出来的

如果你想吃点儿筋道的莜面，就要吃用凉水和的莜面做成的面条，而且不是擀的。我研究过莜面，它的“组织纪律性”不太强，不适合做成大块，不像小麦那么稳定，因此莜面只能做成“小团体”，比如莜面鱼鱼。

鱼鱼是怎么做的？是搓出来的，不是擀面杖擀出来的，先把莜面用温水或冷水和好以后，搓成小圆柱形，握在手里，两只手一搓，想吃莜面鱼鱼就搓成两头尖尖、中间鼓鼓的形状，有点儿像橄榄，就小拇指头这么大，然后放在汤里或菜里煮熟，一边吃菜一边吃莜面鱼鱼，很香。

莜面鱼鱼还有升级版，如果你吃不了这么粗的鱼鱼，喜欢吃细一点的，可以把刚搓的鱼鱼放在掌心，手掌放在案板上，一边搓，比如从右边开始往左，这时另一边就像蝌蚪一样，鱼鱼会甩出一条“小尾巴”，同时掌握好力度，就会越搓越长，最后一个圆柱形的莜面鱼鱼就变成了莜面的长鱼鱼。

我小时候印象特别深的是巧媳妇手里可以同时握三个面团，同时搓出三股线，变成三条鱼鱼，然后把鱼鱼盘好，这么做的鱼鱼不能煮，要蒸，

一煮就有点儿散，变成一锅粥了。这么吃解恨，因为面很筋道，很有嚼头。再加上莜面炒了以后有麦香，吃一口满口香。

莜面窝窝比莜面鱼鱼薄，比较好咬、好消化

莜面更普及的吃法是莜面窝窝，这个窝窝不是窝头的意思，而是它做出来的形状像蜂窝。怎么做？先搓一个圆柱形的莜面团，比前面的量少一点，放在案板上拿大拇指一搓，然后一甩，这个东西就变成一个卷套在大拇指上了，竖着把这个卷放在笼屉上，挨个儿排满的窟窿眼朝上的莜面卷，看起来像蜂窝，这就是莜面窝窝。

莜面窝窝比莜面鱼鱼薄，比较好咬、好消化，如果蘸料的话，接触蘸料的面积也大，吃起来很香。现在基本上在大同和内蒙古吃莜面，商家问你要几屉，一般一个壮小伙子吃一屉就够了，大家可以去尝尝鲜，吃吃莜面窝窝。

莜面饸饹不是手工的，是半机械化的

再说一个更普及的莜面吃法叫莜面饸饹（héle）。

饸饹不是手工的，而是半机械化的，做饸饹首先得有一个压饸饹的木床，说是床，其实是一个支起来的方木头，把中间掏出保温杯大小的圆柱形的窟窿，再准备一个有窟窿眼的铁片，把铁片钉在窟窿的一面，然后把木头架起来装上四个脚，在它的上面安上杠杆，头上安上一个固定的轴，这个杠杆带一个杵子，这个圆柱形跟掏出来的窟窿大小差不多，把杠杆塞到圆柱里一压，里面的东西就从铁片戳好的窟窿眼里漏出来了，其实就像压面条一样。

在北方，我们做粉条就是这么拿着饸饹床压出来的，做莜面饸饹也是这么压出来的，小时候没少干这活儿。做法是先用温水或冷水和好莜面，然后搓成跟胡萝卜差不多粗细，跟饸饹床的窟窿大小合适的一团莜面，然

后放进去，把上面的木头杵子一压，粗细均匀的饸饹面就从底下漏出来了，拿筷子一撇，几十根饸饹面面条就做好了。

莜面饸饹永远不能煮，一煮就散，就蒸着吃，比莜面鱼鱼软糯、嫩，比拿手搓的鱼鱼更好消化一些。有时候莜面的黏性不够大，有人还往里掺点儿白面，这叫饸饹，拌在碗里吃，其实有点儿像拌面，浇点儿菜汤、肉汤，吃起来很香。

在困难时期，基本上粮食都不够吃，再加上莜面又是低产量的作物，我在我妈的农村老家里生活过，基本上那会儿熬点儿粥都得掺半瓢糠进去，没办法，粮食不够吃。如果家里的莜面不够吃，就诞生了一个办法——往里掺土豆，一个就是做莜面鱼鱼的时候，把煮熟的土豆拌进去，再搓成鱼鱼吃；另一个办法是先把土豆做熟，再撒上莜面搅拌在一起，搓成大的颗粒，有点儿像粗盐，里面是土豆，外面裹了一层莜面，然后把这个东西放在油锅里炒一下，我们把这个叫块垒，基本上是一半莜面，一半土豆。很多人吃莜面以后觉得热或撑，可以掺点儿土豆吃。莜面的营养价值高、热性大，有些人吃不了，吃得不耐受就可以用掺点儿土豆的办法。

莜面墩墩：莜面窝窝做成一片，在里面裹上菜

还有一个吃莜面的方法，就是加上菜，我们叫讨吃子行李，讨吃就是要饭的，大同话骂人："你将来没出息，就是个要饭的料。"这种人就是讨吃货，讨吃要饭的人很简陋，拿编织袋一裹，行李一背就走。

讨吃子行李就是把前面说的莜面窝窝做成一片，别只卷着蒸，在里面裹上土豆丝、白菜丝或绿豆芽，然后裹上一起吃。这也是一种吃法，有点儿像贵州的丝娃娃——也是拿菜叶子裹上各种蔬菜，有的地方拿豆皮裹，我们是拿莜麦做成的包袱皮儿裹，我们大同话叫莜面墩墩。

莜面饺子一般都是素饺子，而且都是蒸饺

莜面还有一种特别好吃的吃法是莜面饺子，一般都是素饺子，而且都是蒸饺。我前面说了莜面不适合煮，因此用凉水把莜面和好，擀成一个小圆饼，里面放上馅，一般都是素馅，比如粉条、蘑菇丁、鸡蛋、韭菜等各种素馅，放点儿香油，然后把莜面捏好放在笼屉上蒸，很香！蒸熟以后一般吃一个就差不多了，吃俩就饱了，吃仨就撑了，很好吃。

莜面的做法就介绍这么多，细说起来，莜面的做法不止这么多，应该有二三十种。总之一句话，大家记得西方人宣传的所有燕麦的优点，莜麦身上都有，不要崇洋媚外，我们中国人吃的莜面的营养价值真的很高。我现在回想起来，越来越觉得小时候吃的东西真是很高级，说是粗粮、杂粮，其实给我们提供了相当丰富的营养，有些东西是我们没有意识到的。

在这么多制法的背后，其实是我们的祖先想着花样、变着手法让大家吃主食，然后增加自己的精气神。

希望经过我的介绍以后，莜麦能从一个小众、不起眼，甚至被人鄙视的主食，变成我们日常食用的主食，大家时不时地吃点儿莜麦，增加自己的精气神。吃完莜面，手上有气，眼里有光。

第21章

荞麦：一个被我们中国人忽略的重要食材

荞麦的特点正好跟莜面相反，是寒性的，当然它也属于火谷，有疏肝理气的作用，但它的营养价值比小麦和莜麦都差一点，这是它的特点，不是它的缺点。

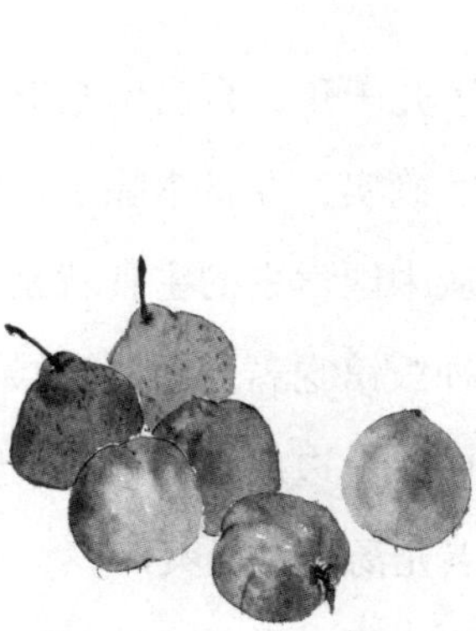

1 荞麦有疏肝理气的作用，但它的营养价值比小麦和莜麦都差一点

本章介绍的主食叫荞麦，它的特点正好跟莜面相反，是寒性的，当然它也属于火谷，有疏肝理气的作用，但它的营养价值比小麦和莜麦都差一点，这是它的特点，不是它的缺点。比如肝火旺或肝有湿、有热的人需要吃主食，这时给他吃小麦和莜面等于火上浇油，有目的、有计划地给他吃荞麦，既可以满足他的营养需要，又不会助长肝火和湿热邪气。因此，荞麦是我们主推的一个重要的主食。

说起荞麦又得说一下中国人的文化自卑感，很多人知道荞麦和荞麦面不是因为老祖宗传下来的，而是因为看了一篇日本小说《一碗阳春面》（又译为《一碗清汤荞麦面》），讲的是二战以后一个母亲支撑家庭，在困难中依然不放弃对生活的热爱，每到年末母子三人都到一家饭馆吃一碗荞麦面，心满意足。

我们中国人吃荞麦吃了几千年，自己不知道荞麦面，反而受一篇日本小说的影响知道了荞麦面。确实，在日本除了吃各种酱汤，猪肉、牛肉拉面，大米以外，还有一个从中国学去的主食就是荞麦面。荞麦面一般以凉面的形式出现，在日本各种饭馆吃荞麦面的时候，服务员一般用一个小竹席端上来，上面铺着荞麦面，旁边放着冰镇过的酱油汤或肉汤，然后把荞麦面从小竹席上夹下来蘸点儿汤吃，很爽口。

你们别忘了日本人是跟中国人学的，我们中国人不知道吃荞麦面，但至少知道自己睡过荞麦皮枕头。荞麦皮枕头就是用荞麦仁外面包的一层硬壳，脱下来以后做的枕头。枕头是荞麦皮做的，那荞麦里的仁呢？如果家

里有心火旺、肝火旺，甚至有肝病的病人，我推荐可以选用荞麦面当主食。我在临床上治疗一些肝病晚期的病人，比如肝硬化、肝癌疼痛，推荐把荞麦用醋和凉水拌匀以后，一般外敷在右斜下肝区的部位，能缓解疼痛。荞麦本身也是一味药，它的特点只能代表它的偏性，如果你把特点变成优点，就可以帮助人；如果没利用好特点，就会害人，这时就需要你去把握。

2 荞麦是一味混在粮食队伍里很好的中药

吃碗荞麦面以后，能缓解燥热、烦躁、焦虑的心情，身体还获得了营养

下面我介绍一下荞麦的制作工艺和方法。尤其到了夏天，人们燥热，想吃点儿凉的，有的人会喝冰镇饮料、吃冰激凌。其实，想吃冰激凌的欲望是一种虚火，与其拿物理冰镇的温度伤自己的胃，加重病情，不如吃碗荞麦面。

吃碗荞麦面以后，能缓解燥热、烦躁、焦虑的心态，身体还获得了营养。不说科学研究荞麦面能降血糖、降血压，那是他们的认识，我们认为任何东西都有利弊，要取长补短、趋利避害，这是有智慧的中医需要做的事。

中国人对自然、对人、对植物和动物有一套观察认识的方法，比如我们区分动物，会看它的蹄子是几瓣的，有没有长犄角，马、驴、骡子都是圆蹄，它们是单蹄，而牛、羊、骆驼是偶蹄。

另外，我们从长犄角的动物身上刮下来的油脂就叫脂，比如和田玉叫

羊脂玉，法国莫泊桑写过一篇小说叫《羊脂球》，我们形容皮肤洁白且细嫩就说肤如凝脂；从不带角的动物身上刮下来的脂肪就叫膏，比如猪长獠牙，但它没长犄角。我们中国人有自己的认识方式，千万不要自卑。包括老道长给我介绍五谷，长在“脑袋”上的叫火谷。西方有它的界定标准，我们上生物课知道生物分类法：域、界、门、纲、目、科、属、种。我们吃的五谷里大多数属于单子叶植物，生下来就一片叶子，而且属于禾本科。

为什么说这些？其实是想告诉你，我们吃的荞麦不是粮食，而是味中药，而且荞麦是一个被非常普遍应用的、能吃的中药，是能当饭吃的中药。

为什么这么说？因为荞麦跟禾本科差得很远，它属于双子叶植物，生下来就两片叶子，跟小麦、大麦、莜麦差得很远，爷爷那辈就不一样。

双子叶植物和单子叶植物的区别，前面讲了萌发时是出单叶还是双叶，另外，双子叶植物和单子叶植物的根系不一样，一般我们吃的小麦、水稻、莜面都是须根，专门有中药用糯稻根须做中药。如果没见过须根，你见过葱的须吧，这叫须根。而双子叶植物有一个主干，直根，因此它们的形态是不一样的。

单子叶须根的共同特点是一年生草本植物，双子叶植物是直根，而且生出来的是双片叶子。因此，荞麦跟小麦、莜麦、大麦、燕麦比较，顶了个“麦”的名字，但它真的不是麦，它是药。它跟谁更亲近？我举个例子你就知道了，吃了以后让你拉肚子的大黄也是一味很好的中药，千万不要因为它让你拉肚子，你就说它不好。中医流传一句话叫：“人参杀人无过，大黄救人无功。”大黄虽然让人拉肚子，但它把病治好了。我们在急诊室抢救病人，做心肺复苏把人救活了，但把肋骨压断了，第二天病人却指着骂我们，这是人之常情。

还有何首乌。何首乌也是一味很好的中药，但如果炮制不得当，服用后它对肝脏（臟）产生的毒害很重。何首乌的根、茎、藤都是很好的中药，还有南方经常用到的几味中药，比如辣蓼草。荞麦属于双子叶植物纲，蓼科荞麦属，因此我才一直强调荞麦跟小麦差得很远。

还有在南方经常用的一味中药叫金荞麦，它是一味清热、解毒、排脓效果非常好的中药，有点儿类似青霉素的作用，治疗肺痈、肠痈、吐脓、咯血、疼痛的效果非常好。

因此，荞麦其实是一味混在粮食队伍里很好的中药，而且它的作用跟大黄和金荞麦有点儿类似。我一直说荞麦是苦寒的，它还有个别名叫净肠草，就是让你的肠子变得干净。

荞麦是一味挺好吃的中药，而且能当饭吃，平常吃多了、吃撑了，体内有热毒，就可以吃碗荞麦面。

有针对性地吃荞麦面可以调剂我们吃五谷，吃肉，吃各种食物出现的一种偏性

我专门考证了一下，日本人为什么要吃荞麦？而且吃得这么有仪式感、这么隆重，据说是他们后来改西历，全盘西化，就把中国的历法全改了，比如我们是正月初一过年，他们改成元旦，一月一日过年，莫名其妙。日本人的习惯是在新旧年交替的时候，相当于年三十（十二月三十一日）的晚上，基本全家人都要吃一碗荞麦面，仪式感很强。

荞麦本身性凉，日本人为什么把它当饭吃？荞麦是一个起源于中国的粮食品种，我们分析荞麦不靠现在的化学分析说它里面有什么元素。荞麦有个特点是生长周期比较短。

我们看任何事，都要分析它的缘起，看它的生长环境，看它的生长时间。生长周期越长的粮食，它的营养价值就越高；生长周期短的粮食，可以救荒。北方很少一年能种两季作物，但荞麦就可以，荞麦的生长周期短，基本上从播种到收获就三个月，甚至更短，只要没有霜害就可以收

获，但它的生长周期短就决定内部所谓的精气神的精的含量就差一点，比起大麦、小麦、燕麦、莜麦，荞麦简直就是一个劣等生。可它也有它的特点，特点不见得是缺点，因为它们的科属不一样，就造就了属性不一样，属性不一样就造成它有很好的药用价值。

比如它的性质偏寒，就能治一些热病；另外它的生长周期短，蛋白质含量不高，但纤维素、矿物质、维生素含量反而高。意思就是需要时间，需要沉淀，需要积累的东西不够，但那些肤浅的、潦草的，也是人体必需的东西。

说回日本人为什么爱吃荞麦面，据我分析，一是因为荞麦的蛋白质含量低，黏性就差，本身不容易做成面条粘连在一起，一夹就断。到过年的时候，吃荞麦面有一种寓意在里面——跟过去告别，忘却烦恼，然后把吃碗荞麦面当成仪式，这是一种解释，这个解释偏虚空。

真正的原因是什么？日本当年群雄割据，基本上一个村就成立一个小割据的藩镇，后来逐渐统一。到了江户时代（江户就是现在的东京），人民的生活好一些，就出现了一个现象——大家从吃糙米变成吃精米（精米就是精加工，脱了种皮的米），玄米其实就是没有脱大米外面的种皮，再精加工，甚至把胚芽都脱掉了，基本上就留点儿蛋白质，维生素、纤维的含量就很低了。

从江户时代开始，人们普遍抛弃了吃糙米，开始吃精米，于是流行一种常见病，也是富贵病，这种病就是脚气，不是脚上长了湿疹、水泡这种真菌感染的“香港脚”，而是维生素 B 缺乏导致的脚弱，神经末梢感觉迟钝，无力行走，甚至会出现水肿。吃精米以后这种病就开始普遍流行，大家也不知道是怎么回事，慢慢去探索。其实在唐朝的时候，我们的大医孙思邈发现一些富贵人得了这种病以后，就知道他们是食不厌精，脍不厌细，精米吃多了，缺少种子带来的全面的营养。孙思邈给他们的处方就是吃糠，还用椿树皮、豆类帮他们治疗，吃糠以后这些病完全消失了。

其实，现在研究说是维生素补上了，孙思邈在唐朝就发现了这个病，可以用吃糠的办法治疗。我现在给很多人开处方，也建议他们加点儿米糠。我为什么说吃种子？因为种子是一种均衡全面的营养，现在人们非去健身房听健身教练忽悠买蛋白粉吃，这是最蠢不过的，过量吃蛋白粉会加重肾脏（臟）负担，最后真把自己吃坏了。因此，粮食外面和内在的东西，就是一个阴阳虚实的平衡体，如果你剥了皮只吃仁，是有问题的。

日本人发现吃荞麦面能改善脚弱的症状，是类似孙思邈的这种发现，是从其他的植物种子、没有精加工的比较糙的食物里补充了维生素。因此，吃荞麦面变成生活的必需，后来变成一种仪式感。

讲了这么多的意思，其实就是说荞麦面是味药材，有针对性地吃荞麦面可以调剂我们吃五谷，吃肉，吃各种食物出现的一种偏性。

3　荞麦面的做法

荞麦面碗托

再说一下荞麦面的做法，荞麦偏寒，我小时候吃荞麦不多，但也知道一些荞麦的做法。我前面说了荞麦的生长周期短，结了种子以后它的蛋白质含量偏低，因此做荞麦面的时候基本上都要掺点儿白面。荞麦跟莜麦不一样，可以蒸，可以发酵，蒸成饼，做成馍，擀成面条。

我们老家流行一个吃荞麦的方法是吃荞麦面碗托，类似面筋和凉皮的一种做法——先把荞麦面跟白面基本上以二比一的比例掺和，和好了以后就加水搋（chuāi）它，搋到最后会发现基本没剩什么面筋，变成一盆糊糊，但这不是拿水和开的糊糊，而是搋了半天以后的糊糊，它们的内部还是有一些联系和粘连的，然后把这锅糊糊均匀地浇在碗里。但是不要太厚，基本上浅浅的一层就够了。把几个碗放在笼屉上蒸，蒸完以后拿出来剥离，一个很Q弹、很筋道的碗托就下来了，然后把它切成条状，再拌菜、拌饭，或者跟饭菜炒，就像吃面筋一样。

荞麦苗可以清热解毒

还有一个春天的吃法是吃荞麦苗，其实荞麦苗也是一个很好的清热解毒的药物。在春天的时候，预防夏天长痈肿疔疮，可以提前吃点儿荞麦苗，焯一下水凉拌着吃，或者跟其他食物如鸡蛋、肉在一起炒着吃，荞麦苗挺好吃的。

荞麦面：是在夏天人特别焦躁、特别烦渴、特别想吃冰的状态下非常好的饮食

最普遍的做法就是荞麦面，其实荞麦面跟莜面一样，因为没法擀，也是用饸饹压出来的，有时还需要加点儿白面增强黏性。现在有卖荞麦挂面的，但最好还是自己做，你怎么知道里面加了什么东西？荞麦面我在前面说过，日本的吃法都是煮熟了以后冲个凉，放在一个用小竹子编的笊篱上或者竹席上，调一碗汁，里面有酱油，有紫菜的丝，有时还会加个鸡蛋。

因此，荞麦面其实是在夏天人特别焦躁、特别烦渴、特别想吃冰的状态下非常好的饮食。我以前讲过，其实人的焦躁和烦渴是一种虚火，应该用滋阴的方法平衡它，而不是喝冰水。我不止一次讲过，当你最热、最烦、最渴的时候，喝杯热茶，可以是绿茶，也可以是清茶，喝的是热的，最后达到的效果让人心平气和。

浮躁的热是化学的热，不能用物理的办法降它，焦渴的时候人吃冰，我告诉你，越吃冰越渴。其实夏天的时候，你热得不行了，想冲个澡，冲完冷水澡你感觉身体是热的，而冲完热水澡你感觉身体是凉的。荞麦面是

非常适合夏天的面条。

北京有家延吉冷面馆，我没吃过，因为我反感冰凉的东西。很多人趋之若鹜，我觉得吃完回去只有拉肚子了。

如果身体平和没那么烦躁，但想吃点儿荞麦面补充营养，其实可以浇点儿热的臊子。比如一般我们都拿羊肉做臊子，很多人吃完荞麦面以后觉得寒、凉，或者觉得胃里沉甸甸的，这就证明不大适合吃荞麦面。

4 荞麦的三个亲兄弟

苦荞、黑荞

关于荞麦我就介绍这么多，下面介绍一下它的亲兄弟。它的亲兄弟有三个，一个叫苦荞，还有个跟苦荞差不多的叫黑荞，但黑荞生长的海拔更高一点。现在可能是背后的利益推动，苦荞和苦荞茶风靡一时。苦荞和荞麦是亲兄弟，都是蓼科荞麦属，它跟荞麦唯一的区别就是，我们日常吃的荞麦叫甜荞麦，它叫苦荞麦，它们长得也有点儿区别。

现在推苦荞的人说苦荞是五谷之王，里面含各种素，其实这是在扯淡。我们还要看它的出身，看它的属性，看它的寒热温凉，看它的补泻。我喝过苦荞茶，也观察过，苦荞比荞麦面更偏药性，它不是食品，而是药品，体内有热毒，有积滞，喝点儿苦荞茶是有帮助的，千万不要迷信。

有的广告说苦荞降血脂、降血压，什么药都不用吃，什么都能降，最后血压都没了，心都不跳了。因此，我们不要迷信苦荞茶的功效，应该有鉴别、有甄别地喝。

还有一种黑荞，是四川凉山出产的，我个人认为黑荞跟黑枸杞一样，因为黑枸杞根本就不是枸杞，只是起了个好名；小龙虾也不是龙虾，只是起了个好名……都是营销，都是买卖，要小心。

金荞麦

最后我说一下金荞麦，金荞麦是蓼科荞麦属，跟我们说的荞麦和苦荞基本上是一个属性的。金荞麦最早是药，用于治疗肺痈吐脓，效果非常好。这个药还是要在医生的指导下使用，尽管西医诊断是肺炎，但我们还是要看体质，如果是湿热型体质用金荞麦就好，因为他扛得住；如果是虚寒型体质，用这个药等于是加重、加害病情，影响身体健康。

因此，学中医，包括我们学美食课要有脑子，要学会举一反三，要学会取类比象，要学会综合分析。有了自己的独立守神，有了自己的独立判断，才不会被忽悠，才不会总被镰刀收割。

以上就介绍了一下荞麦的各种制法以及它的各种辅助的蘸料。总之一句话，荞麦是一个被我们中国人忽略的重要食材，韩国和日本继承了中华饮食文明的传统。掌握它的特性，然后在自己的生活中有意识地加一些荞麦平衡自己的膳食，改善自己的体质，这是需要我们做的。

另外，我们可以用荞麦皮枕头，荞麦皮枕头是我见过的所有用填充物的枕头里，透气性和支撑性最好的枕头。

第22章

补益心气、心血的谷类

补是补漏洞，如果出现了精气神的泄漏、流失，第一件事应该是先止损，把自己的窟窿堵住，再往里加东西。如果漏洞不堵住，吃再多有营养的、有补益作用的食物和药物，最后都是白费功夫。

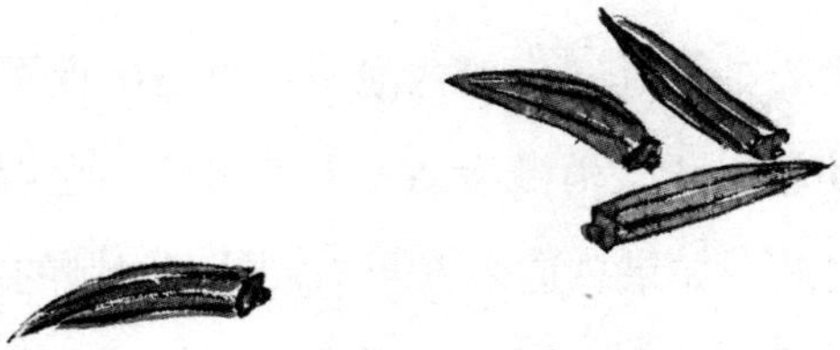

1 如果出现了精气神的泄漏、流失，第一件事应该是先止损，把窟窿堵住

先强调一个概念叫补和益。我说了补是补漏洞，如果出现了精气神的泄漏、流失，第一件事应该是先止损，把自己的窟窿堵住，再往里加东西。如果漏洞不堵住，吃再多有营养的、有补益作用的食物和药物，最后都是白费功夫。

我记得我们小时候总算一种数学题：在一个池子里，一根管子放水，一根管子流水，算多久池子能装满水。我当时就想这人有病。现在生活中有大量的人一边在损耗流失，一边又在补，其实都在干一些蠢事。

先说一下如果心气、心血、心神外溢、外泄、外漏，会出现什么样的症状？第一个症状就是没心气，觉得活得没意思，什么欲望都没有，性欲、食欲、求知欲、好奇心都没有，总爱问："活着有什么意思？活着的目的是什么？为什么？我是谁？我从哪里来，要到哪里去？"这时你就知道自己病了。

第二个症状就是集中精神的能力下降，六神无主，很难集中精力干完一件事，有的表现为心神散乱，狗揽八泡屎，总是出现不同的兴奋点，具体的症状就是动不动就出汗，稍微活动一下就出汗，吃饭出汗，干点儿活也出汗……汗为心之液，如果总这么流汗，人是有问题的。

但现在很多人交钱参加各种运动或活动，比如汗蒸，还有各种剧烈运动。还有很多人憋在家里跳操。适当运动可以，如果跳得大汗淋漓还觉得很爽，这就有点儿病态了。现在很多人是在动，而不是在运，因此容易出

汗、容易叹气、容易气短的人，都是心气不足。

还有心血的流失，比如月经量过多、意外流血或参加过献血，这些都是血的流失。有些人表现为慢性的皮下渗血或便血、尿血，其实都是在流失精血，这时也需要补，把漏洞堵住。

还有失神，心神外越，身未动，心已远，人躺在床上，心已经飘到了各大旅游景点，晚上睡不着觉，从联合国到自个儿家，各种事都想一遍，这就是心神散乱、失神的表现。

碰到这种情况，大家应该有针对性地找中医调理，或者是有针对性地吃一些补益自己心气的食物，别一上来就吃肉，所有肉类都有补益心血的作用，应该吃五谷打好底子，把自己的漏洞塞住。

2 补益心气的五谷

下面具体介绍一下我们中医推荐的一些补益心气的五谷。

我们分析食物不是靠现在化学分析的方法，那种方法是认识世界的一条途径，但不是唯一途径，而且有很多缺憾。就好像分析一支世界冠军的球队，不分析球队的整体配合，只关注是哪个球员踢进的球，甚至不考虑谁给他传球，精细分析球员拿哪只脚踢的球，精细到哪个脚趾接触的球，最后研究这个脚趾。这种方法有它的优点，也有它的缺点——只见树木，不见森林，最后以偏概全，拿一个球员或一个脚趾来说赢球的主要功绩，显得很蠢。

我们分析食物，还是采用取类比象、取象比类的方法，把它放在天地、自然中观察它的形状、位置、颜色、光泽，以及我们吃完它以后身体的反应。神农尝百草，神农是农民，他首先发现的是粮食。

我们在火谷里挑出生长周期最长，而且长出来的果实从外壳到种子仁的颜色都发红、发紫的种子，我们认为红色入心，能补益心气。这是我们的认识方法，你可以用科学的方法，但不要否定我们认识的方法，我们按老祖宗认识自然的方法，更经过实践检验，更接近真理。

秫米：颜色红，性质热，助阳生火

第一个推荐的补益心气的五谷就是秫米。秫米在历史上有很多记载，《黄帝内经》里有一个半夏秫米汤，是治疗失眠的，但历史上很多人考证找不出秫米到底是什么东西，我也花了很多年研究，最后终于找到了。

秫米是一种红色的谷子，生长周期特别长，从清明播种到重阳节才收割，阳气特别足。颗粒不大，但质地非常坚硬，基本属于“铜豌豆”——蒸不熟、煮不烂、敲不扁。秫米颜色红，性质热，助阳生火。因此在黄帝之前从伏羲、女娲传下来，秫米一般用来酿酒，也叫酒谷。

杜康造出来的黄酒就是用秫米做的，在当地也用秫米做饭，但因为质地坚硬不好消化，还是借助发酵酿酒多。我们也把它引作药，比如半夏秫米汤，它的作用就是补益心气，提高心率，让人觉得活得有意思，对生活充满希望。

我也推荐用秫米酿的黄酒，特别适合北方人、中原人饮用。南方是用糯米酿酒，糯米有黏性，也有补益心气、心血的作用，但从水土来讲，南方人更适合用红色谷物小米酿出来的酒。

黍：五谷里的头牌

第二个推荐的食物就是我说的黄黏米，我们叫黍。为什么说它补益心气？因为中国人发现凡是有黏性、能拉出丝的食物或药物都有补益的作用，但根据归经不同，有的补心，有的补肾，有的补脾……比如饴糖补脾、杜仲补肾。还有一味特别有意思的药叫菟丝子，菟丝子泡软、捣烂以后，拉出来的丝特别好看，它就有补肾的作用，还能治疗习惯性流产。中国人发现这种有黏性的东西都有补益的作用。我们针对六脏（臟）六腑，选择出了适合它的食物和药物。

现在来讲，五谷里有黏性的都有补益心气和心血的作用。尽管黄米糕是黄色的，但它用的是火谷，长在头上，蛋白质含量比较高，因此黄黏米有非常好的补益心气、心血的作用。

北方人对黍，还有黍做成的黄米年糕、油糕、豆包都有过食用的体验和经历。其实但凡是个中国人，他的骨子里都有黍的基因。为什么这么说？因为中华文明的发源地在中原或北方，偏西北，就是甘肃、陕西这一带。根据从历史考古发掘发现的证据，我们的祖先食用黍，把黍培养成栽种的食物，应该有八千到一万年的历史，可以追溯到伏羲、女娲的年代，这是有确切的考古证据的。从历史文献和文学作品中，我们也能看到我们的祖先把黍作为主要的食物来食用。

可以说黍其实是五谷里的头牌，是一哥的地位。举几个例子大家就知道了，我们都学过《诗经》,《诗经》是周朝诗歌的总集，“诗三百,一言以蔽之，曰：思无邪”。在《诗经》里有二三十处关于黍的记载。《硕鼠》的第一段第一句话就是“硕鼠硕鼠，无食我黍”，第二段第一句话是“硕鼠硕鼠，无食我麦”，第三段第一句话是“硕鼠硕鼠，无食我苗”。因此，我认为，黍是排在第一位的。《诗经》里还有一句比较著名的是“彼黍离离，彼稷之实……知我者，谓我心忧；不知我者，谓我何求”。周王朝迁都以后，有些大臣看到原来的宫殿上长出了黍和谷子，就是稷，然后产生了一种沧海桑田的感想。

黍结的穗有点儿像稻子，不像麦子和谷子结成一个圆棒，很紧实，它是离散分开的，叫“彼黍离离”，有一种离的感觉。

《诗经》是两千多年前的文学作品，在唐宋的诗词里，黍也出现过很多次。孟浩然写过一首诗，里面有一句叫“故人具鸡黍，邀我至田家”，老朋友炖好了鸡，蒸好了黄米面做的糕，然后请他到家里吃饭，这是很高级的招待规格。

后来为什么黍逐渐没落了？因为西晋灭亡以后转到永嘉南渡，到了南方，中华文明的重心逐渐南移，开始接受稻。稻的产量比较高，而且稻可以两季甚至三季地耕种，首先亩产量就比黍高。而黍是一种耐寒耐旱的植物，生长周期不到四个月，不到一百二十天就可以收割，非常适合干旱少水或海拔高的地方耕种。

后来随着麦和稻逐渐广泛地耕种，黍的地位就逐渐下降。但它的下降不意味着它的营养价值不高，我说过亩产量越低的植物，其实营养价值越高。到现在北方还保留着吃黍的习惯，南方变成了吃糯米，对黍的接触就少一些。我个人认为黍作为滋养中华民族数千年的一种粮食，到今天应该引起大家的重视，因为现在从化学成分、营养成分分析，它的蛋白质、淀粉、各种微量元素的含量确实是很高的。

我再说一下黍对中华文明的影响，它除了作为食物提供营养成分，提供物质食粮，也是我们中华文明发展过程中一个不可或缺的角色，为什么这么说呢？因为黍直接影响了中华文明的度量衡。

从历史记载里发现，我们确定长度最早的依据就是用黍确定的——用一百颗没有脱粒的黍连接起来形成的长度就叫一尺。英尺叫 foot，一个国王脚的长度就叫一英尺；我们把黍排列起来，一百个的长度就叫一尺，十尺是一丈，就这么定下来的长度。现在我们说考古想发现古代的度量衡很困难，其实没必要，物种是没有变的，把黍排起来就能找到一尺。

量就是容积，我们把一千二百颗黍放在一起，形成的容积就叫一龠，十龠为一合，十合为一升，十升为一斗，这也跟黍分不开。

黍居然还影响了音乐，影响了人们怎么确定音律。

音律怎么确定？我是音盲，到现在 do re mi fa sol la si 我还得按 1、2、3、4、5、6、7 掰着指头数。吹笛子有不同的笛孔，也就是说发出哪个音跟笛子的长短有关系。古代人就用芦苇做一根管，然后用九十颗没有脱粒的黍排列在一起形成长度，再削一根同长度芦管，以吹出来的音定一个基本音。我们经常说黄钟大吕，其实讲的就是音律，现在确切地讲叫音阶，就是这么定出来的。

以前古代人还讲天气影响地气，春天的时候在地上插一根芦管，上面蒙一层薄薄的灰，像我们烧完纸留下来的纸灰。地气上升以后，把哪根管的灰吹动了，就定今年的基调。后来人们认为这个不太准确，但古人就是这么做的。

黍从食物影响到我们的精神和文化，因此它真的很重要，在我们的文明进程中扮演一个很重要的角色。

另外给大家讲一下黄粱美梦的故事，也跟黍有直接关系。

这是唐朝人写的一部小说里的一个故事，讲的是一个不得志的、没有什么功名的叫卢生的书生，有一天到饭馆里吃饭，碰到了一位老道士就开始聊天，他抱怨自己不得志，怀才不遇，说些活得没意思诸如此类的话。老头儿很慈祥地看着他没说话，然后陪着他聊天。这时点完菜了，饭菜还没好，卢生就打了个盹，梦见进京赶考，考上功名了，不是中了状元，而是中了进士，就去当官了。先在京城当官，然后提了点儿意见又被贬到了京外，像白居易、苏东坡等人经常被放逐，贬谪到外地当官，为官一任，造福一方，口碑很好。又被皇上选回来到京城当官，还当了挺大的官，甚至当了宰相，然后皇帝把公主嫁给他，成了驸马，获得了荣华富贵，从此欢乐无比。最后边关来了敌人，他又领兵去打仗，建功立业，回来以后被皇帝猜忌，说他要谋反，投到狱中。在狱中他艰难困苦，说自个儿不进官场就好了，突然又赶上特赦，就出来了，又变成了一介平民……整个过程起伏跌宕，这场大梦做完以后他突然梦醒了，店家说："不好意思，你再睡会儿，黄粱还没熟。"醒来以后他眼巴巴地看着对面的老道士，老道士说："怎么样？感觉如何？"然后卢生大彻大悟，心想人生也不过如此，应该远离红尘，归隐山林去修身养性，回到一种被别人看不起，但心里很富足的平常生活。

这就是黄粱美梦的故事，其实是道家劝世、讽世、喻世，救人、度化人的一个故事，意思是人应该关注自己的内心，身心健康是第一的，其他那些身外之事，当不当官，做不做事，有没有功名利禄不重要，如果去追求身外之事，就有点儿舍本逐末。

我不大认同这个观点，我还是认同我的师父老道长说的那句话："人的一切都是自己的精气神换来的，每个人来到世界上都有自己的使命或责任。"有些人就应该去建功立业，做领头羊领导大家，维持自己的种族，维持自己的国家，维持自己民族的繁荣昌盛，抗击外来侵略，治国安邦，这就是"穷则独善其身，达则兼济天下"。一味地说功名利禄不好，那是格局或眼界太小，但如果秉着自己的私利、私心或那种变态的欲望，非要做出点儿什么事给别人看，那就不值当了。

这个故事还说到一个字"粱"，这个粱不是粱冬的粱，梁指搭建房子支撑屋顶的木头，我们经常说栋梁，栋是竖着的柱子，梁是横着的。我们说的黄粱或膏粱，膏粱的膏是膏脂，粱不是特指某种粮食、植物或种子，而是指精加工的精米、精面。

我们现在给植物种子脱个壳，剥个种皮好像很简单，在古代却是比较烦琐的，因为以前是用碾子做这件事，所以一般穷苦人吃的粮食比较粗糙，但至少带着种皮、壳是肯定不会吃的，除非赶上荒年。壳就是糠，但麦子的麦麸，一些薄的种皮肯定是保留的，这不叫粱，粱是连种皮都剥掉的精米、精面。因此，黄粱就是黄色的精米、小米、黄米或黏米糕。

《黄帝内经》里讲总吃肉的人脂肪含量高，而只吃精米、精面的人身上容易长疔疮，我们叫闷头或疖子，因此叫"膏粱之变，足生大丁（疔）"，这就是吃精米、精面带来的副作用，缺少了清热、消化积滞的糠或麸皮。

我们逢年过节会吃糕，但平时人们把糕当成粮食吃，一般要掺点儿糠进去，我们把这叫黍黍糕，颜色不是金黄，而是偏黄、偏黑、偏绿。

高粱米：非常服中华的水土，引进以后得到了广泛的推广和种植

第三个推荐的食物是高粱米。据考证，高粱米在中国出现的历史不像秫和黍时间那么长，可能是在元朝或明朝时才引种进来的。但高粱非常服中华的水土，在引进以后得到了广泛的推广和种植。它为什么能得到广泛的推广和种植呢？首先，因为它的抗病能力强，长得高；其次，它的病虫害少，产量又高，因此成为救急救荒的食品的一个主要来源。

到后期高粱得到广泛种植，是因为人们发现它像红秫米一样，有很好的酿酒的功能，酿出来的酒的风味特别好。高粱酒是中华大地的一道特产，不论是茅台、五粮液还是金门高粱酒，用高粱酿出的酒质量是很高的。

高粱有红、白两种，但我们认为即便是白的高粱，也有补心气、补心血的作用，而且红、白高粱里有一种叫黏高粱，它补心、补气的效果更好。我们没必要计较它的颜色，只要它长在头上，历史证明它有补益心气的作用就好。红高粱一直是我向一些心力衰竭、心气不足、抑郁的病人推荐的一个主要的五谷。

糯米：吃年糕、粽子的时候会用到它

第四个推荐的食物是糯米。在南方我们吃大米，但大米里的纤维含量多，吃进去的口感是比较粗糙的，特别是一年种两季、三季稻的地方就出这种米，还有一种是产量偏低，但质量、口感非常好的糯米。

糯米在南方一般用来做年糕，年糕有两个写法，一个是粘连的粘，一个是过年的年，日本、韩国都有跟中国学吃年糕的习俗。他们一般把蒸好的糯米放在一个石杵里，然后拿木头槌子狠狠地敲，还唱着歌打出鼓点，

越打米越黏。年糕本身的蛋白质含量比较高，通过它的黏性也体现出补益的作用。我们平时一个是吃年糕，再一个是吃粽子的时候会用到它。年糕也有很好的补心气、补心血的作用。

紫米：口感比较软糯

第五个推荐的食物是我们经常喝的紫米粥用到的紫米。从颜色来讲，紫米粥确实区别于我们经常喝的小米粥；从口感来讲，它也比较软糯，很多人喝紫米粥喜欢加点儿糖，口感非常好，也是我们推荐的补益心气、心血的食材。

血糯：一种特殊的糯米

最后有一种特殊的糯米叫血糯，确实有点儿像石榴籽，有点儿像红宝石的颜色，再裹点儿肉，裹点儿大网膜油，吃到嘴里真是满满的幸福感。

关于补益心气、心血的五谷就推荐这么多。希望大家在有条件的情况下去尝试一下，增加自己饮食的花色、品种。

第23章

好好吃油

我们经常吃的植物油也是主食的一部分。为什么这么说呢？大家想一想，我们现在吃的植物油其实也来自植物的种子，就是种子的含油量比较高，我们的祖先就把它当成了油料作物用来榨油。

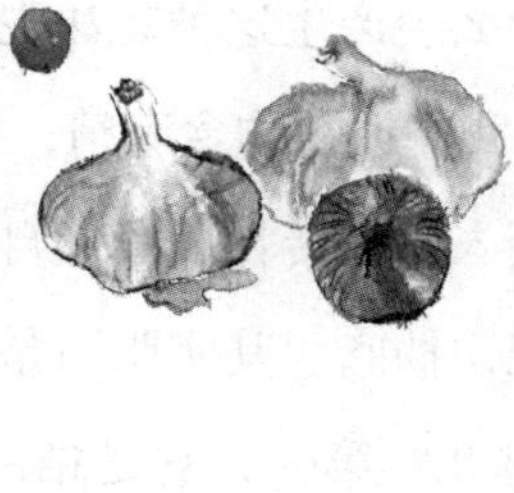

1 植物油也是主食的一部分，千万不要谈油色变

一说主食，大家都习惯性地认为就是米饭、面条、窝窝头……说了半天就是这些。其实不是，我们经常吃的植物油也是主食的一部分。为什么这么说呢？大家想一想，我们现在吃的植物油其实也来自植物的种子，就是种子的含油量比较高，我们的祖先就把它当成了油料作物用来榨油。

我们平时吃的种子里本身也有油，因为种子结构里有个部分叫胚乳，它本身就含有油。比如我们现在可以从玉米里提出油，单卖叫玉米油。还有我们经常吃的大豆油、花生油。还有我们喝的小米粥，其实里面也有米油。大家熬小米粥的时候，熬出的上面浮的一层稠稠的就是米油。只不过我们用它的蛋白质或淀粉的部分比较多，植物油的含量相对少一点，我们就把它当粮食吃了。另外有些胚乳含量比较高的，我们干脆就把它作为油料作物。

熟悉我的人都知道，我在上大学的时候体重才 120 斤，现在 180 斤，就是因为大学的食堂太次了，没油水，根本吃不好。因此，我放假回家以后跟我妈说我想喝油。为什么会产生这种想法呢？其实在种子里，植物油是最宝贵的成分之一，如果我们说植物含有精，植物油就是精的一部分。

人体含有脂肪，需要摄入脂肪转化成我们自己的脂肪。现在一说脂肪大家都恨得不行，都要减肥、抽脂。其实脂肪是人体必不可少的一个主要成分，它的重要性体现在哪儿？第一，它是精的半成品，作为战略储备，平时储藏在我们的身体里，当身体需要营养，或者摄入营养不足的时候，这些脂肪就会转化成能量供我们使用；第二，脂肪也是肾精的一部分，渗

入骨孔就变成了我们说的骨髓，很多人喜欢吃骨头，敲开骨头吸骨髓，其实骨髓里也有很多脂肪。

这些脂肪的好处在哪儿呢？我们把它归结于肾阴，阴液就有一种滋养和滋润的作用。如果你的脂肪或植物油、动物油摄入不足，皮肤就显得很干枯、干瘪。我们形容女人健康叫丰乳肥臀，其实说的就是皮下脂肪。

再一个大家知道人体有神经的传导，传导的其实是生物电。但电线应该包着一层绝缘的橡胶，不然会漏电。如果一个人的脂肪含量不足，他也会“漏电”，表现出来的就是脾气急躁，注意力极其不集中，一般都是狗揽八泡屎。小孩子还会多动和兴奋，有多个兴奋点。其实这就是神经传导过程中脂肪对他的保护不够，身体会出现各种“漏电”。

有些人晚上躺着会把所有事想一遍，从联合国想到自个儿家，其实这也是火的表现，原因就是肾精或脂肪的含量不足。从植物油里摄入这些营养，转化成我们的身体需要的脂肪，是我们养生的一个重要环节，千万不要谈油色变。

2 脂肪对脏（臟）腑的保护作用不言而喻

接下来详细介绍一下脂肪（我们叫膏肓）或油脂对人体的重要性。

2007年我出的第一本书叫《字里藏医》，里面就有两组词，跟我们本篇说的话题有关。第一组词是膏肓，有个成语叫病入膏肓，膏是什么？肓是什么？膏肓在哪儿？没有人知道。因此我在书里介绍了，做了详细的考证。

中国人的命名很精确，前面已经讲过，长犄角的动物身上的脂肪，我们叫脂；没有犄角的动物身上的脂肪，我们叫膏。《伤寒论》里有一个著名的方子叫“猪膏发煎”，就是用的猪油，这个命名很精确。人没有犄角，我们身上的这些油脂不能用“脂”来描述，但现在都乱了。

我在《字里藏医》里写的第二组词叫脂肪，详细考证了脂和肪的由来，具体含义是什么。

简单来讲，膏是包裹在五脏（臟）六腑上的脂肪，一般是白色的；肓是黄色的，它是我们体表，尤其是肚子下面的那层黄油。

我上大学的第一堂课是解剖学课，当时也没解剖真正的尸体，就看解剖录像。划开肚皮，露出一层厚厚的黄油，这就叫肓。我们把螃蟹中间的蟹黄叫肓，把公螃蟹的精巢，也就是白色的部分叫膏。如果大家分不清膏肓的含义，想想螃蟹就明白了。

有人喜欢吃烧烤，其实吃烤腰子的时候就知道腰子是红色的，外面裹了一层厚厚的白色的脂肪，这层脂肪对脏（臟）腑起到了保护作用。

跟脂肪有关的字还有膘，我们到秋天说要贴秋膘，得吃点儿肉，膘就是皮下脂肪。养马的都知道喂的精饲料多，马就会膘肥体壮。因此，入秋快到冬天的时候，我们要适当地增加点儿皮下脂肪，就能抵御严寒，抵御外面的邪风、贼风对自己的侵蚀。中国人历来对脂肪非常重视，我说过它已经成为精的一部分。

平时我们吃饭，只要吃五谷、种子，种子里就含有脂肪，就是在补充脂肪。当脂肪摄入不足的时候，我们通过油炒、油炸、炝锅或凉拌里加点儿油、加点儿脂肪，来增加脂肪的含量。

3 脂肪是比淀粉更高级的营养物质

从现代医学来讲，对脂肪的认识也越来越接近中医的认识水平。我非常认同其中一个观点——从现代科学分析，人或其他动物有细胞，细胞都有细胞膜。它和植物不一样，植物细胞还有细胞壁。人的细胞膜基本两层都是由磷脂构成的，磷脂也是脂肪的一种，是一种双层结构！如果脂肪摄入不够或摄入了劣质的脂肪，细胞膜就会出问题。细胞膜是保护里面的DNA、RNA、线粒体等各种重要的细胞里的各个小功能单位工作的。

如果脂肪摄入不够或脂肪出了问题，整个里面的功能都会受到影响。现在的科学认为如果细胞膜被损坏，最后所谓的炎症就是敌人和自己的免疫细胞或免疫因子"打仗"。现在很多所谓的过敏、哮喘、肠道的激惹、炎症，甚至一些免疫系统疾病，比如风湿或类风湿关节炎、内分泌失调、视网膜变性等都跟脂肪有关。

因此，脂肪对人体有保护作用，它是有现代科学基础的。另外一个主要的解释，从现代科学来分析，也是最终分析，脂肪就是由碳、氢、氧三个元素组成的。我们都知道淀粉叫碳水化合物，脂肪的功能结构比淀粉要更高级一些，它的基本单位是甘油。根据结合的不同分子链，衍生出来的脂肪酸不同，就变成了更复杂的脂肪。

脂肪会和蛋白结合起来，就是我们现在说的脂蛋白，它本身是脂，比如卵磷脂、胆固醇、甘油三酯等。脂肪和蛋白结合起来，相当于我们吃的油炸食品。本来吃的面筋是蛋白，因为把淀粉洗掉了，炸面筋特别香，因为诞生了一个新结合的物质，我们叫酯化反应。比如黄米年糕本身的蛋白质含量很高，但拿油一炸就出现了焦酥的脆黄皮，很香。包括炸油饼、炸油条也会出现这种现象。

根据现代科学的认识，人体的营养元素最低级的一个单位就是糖，比它高级一点的是淀粉，淀粉其实是多糖。很多基本的单糖结合起来变成双糖，比如变成麦芽糖。葡萄糖是单糖，结合起来变成麦芽糖，麦芽糖又变成多糖的不甜的淀粉。这是最低级的单位，植物或人容易吸收，把它合成其他物质。比如吃进的糖不管是果糖还是葡萄糖，人体会把它转化成一种脂肪储存起来。

以前有个故事，说的是马向骆驼请教怎么过沙漠，骆驼全告诉它了，最后马按照骆驼说的做却死了。原因是什么？骆驼说的都对，但马忘记了骆驼背上驮着一个大驼峰，有的是单峰，有的是双峰，其实驼峰里全是脂肪。脂肪储存好，第一，可以释放能量；第二，它既然是由碳、氢、氧组成的，就可以转化成水，所以会滋润骆驼。

我们听完这个故事就知道，脂肪是比淀粉更高级的营养物质。

植物是通过光合作用把空气中的二氧化碳转化成淀粉，这是植物的本事。淀粉、脂肪再往上高一级的就是蛋白质，蛋白质不是碳、氢、氧，里面含有氮，因此我们说含有氨。它经过代谢以后，氨的成分便通过肾脏（臟）变成尿素排出去了。最高级的组合是蛋白质，介于脂肪和蛋白质之间，就是前面说的油炸食品，就是脂蛋白。

4 一定不要把脂肪污名化，现在很多病是我们吃了不高级的或坏的脂肪导致的

现在来讲脂肪这个事，有的是人工合成的，但有些在生长发育的过程中无法合成，一定要通过食物才能参与人体的营养和代谢，否则人就会营养不良。因此我上大学那会儿整天想着油水，想喝油，其实就是身体里缺乏精，缺乏必需的营养物质。一定不要把脂肪污名化，不要把它视为对身体有害处。

我们现在说的过度肥胖、高血脂、脂肪肝等这些病是怎么来的呢？其实不是我们吃多了脂类的东西，不管是植物油还是动物油，而是我们吃了不高级的或坏的脂肪导致的。

首先我们进入食品工业化以后，为了满足人们大批购买的需要，在天

然的脂类不够的情况下，人们发明了人造黄油，这是最混蛋的一个东西。为什么这么说？现在科学家已经意识到这个问题，人造黄油里含有大量的反式脂肪酸，就是氢化脂肪。通过氢化的物质，不论模样或口感，都跟脂肪类似。但这个东西进入体内后非常难代谢，最后变成有害的物质扼杀生命。

还有就是我们现在说的地沟油，说起来实在是恶心。地沟油有几个问题，第一个问题就是油经过高温煎炸食品以后，反复使用，里面含有很多杂质；第二个问题是，植物油经过高温反复烹制以后，本身内部结构会产生一些变化。本身这么做就是一个巨大的问题。

人心惟危啊！你不要想着人会多么自觉地不用地沟油，因为房租、人工成本摆在那里，地沟油进价低，可以省钱，再加上现在人们的味觉、嗅觉都退化了，只追求快、便宜，不关心食品的质量，最后就导致有人黑着心去做这个买卖。

我刚回国那会儿辞职单干，比较困难的时候吃过路边的小店，地沟油的味道我到现在还记忆犹新。其实，我吃完就想吐，但很多人乐此不疲，因为便宜。

第三个问题是现在从植物里提取油脂的方法变了。大家记住，以前都是物理的方法，把油料作物的种子炒熟、煮熟或用生的种子，通过物理方法压榨出来，就是两个字：压、榨。讲究的话就压榨一遍，不讲究的话就反复压榨。现在为了提高出油率，原来不是油料作物的植物种子也能提取出油，虽然出油率很低，但架不住量大。因为这种种子的含油量低，没法用物理方法压榨出来，所以用化学萃取的方法。用化学萃取方法最大的坏处就是出油量高，当然坏处、好处对它来说都是特点。但是这样出来的东西，人体对它的消化、代谢、利用有问题。而且也不说化学萃取用的是什么东西，那个东西的残留以及对人体的伤害。

现在来讲，用调和油的比例越来越高以后，高血脂、脂肪肝等各种疾病越来越多。

我私下强烈呼吁，我们还是恢复古法，用物理的方法压榨油。这些工业化的做大买卖的厂家会雇佣各种写手去诋毁、污蔑传统油脂的食用方法。比如恢复古法压榨，他就说古法压榨的杂质多，里面还有黄曲霉素，对身体有害。他们从来都是 PUA、暴虐传统的中国人用了几千年的方法，为卖他们的产品铺路。对中华传统文明不信任、不坚定，身怀深深的自卑感的人就容易听他们的话。这就是现在造成身体的脂质代谢异常的一个主要原因，就是吃的东西本身有问题。

再一个我们对动物油脂的摄入也有问题，这些利益集团为了卖他们的调和油，包括国外的某些油料，就雇人诋毁我们中国的传统方式。二三十年前就开始说我们吃动物油不好，特别是诋毁中国人吃猪油，说得头头是道，说动物油里含饱和脂肪酸，其实就是在为卖自己的货铺路。

我最早在省级电视台就给大家讲猪油是好东西，应该吃猪油，因为猪油是最快、最容易被人吸收、利用，转化成人体的营养物质的食品。连毛主席都说，吃红烧肉补脑子。指挥千军万马，运筹帷幄之中，几天几夜不睡觉，有了饥渴的感觉后就要碗红烧肉，连毛主席都知道这事。

我们几千年来吃猪油渣、用猪油拌饭、下碗阳春面里放点儿猪油，猪油真是满足我们身体的需要，让我们的神高兴、欢喜。吃完猪油后解馋、过瘾的感觉，神很怡的感觉真是其他油替代不了的。

可惜我们现在在这种宣传的诋毁下认为猪油不好，猪的品种也在这种思潮下不断地变种、淘汰。中国养的是黑猪，后来变成了所谓的乌克兰大白猪，那个肉是又臊又柴。然后为了迎合市场口味的需要，还专门发明了到现在还祸害所有动物和人类的瘦肉精。瘦肉精是毒药，猪吃了不长膘，对人的伤害也很大。后来中国大陆禁用了，美国还用，把猪肉出口到中国台湾。

因此，我们现在整个食品产业链都出现了问题。现在买到的猪肉，你看到它没有膘，没有猪油，更谈不上回家用这个热乎的油去补充营养。

育种这个事，以前我们的价值观是怎么好吃、有营养、有益于身体；现在不是，都是为了产量。以前我们养一只鸡，基本上一两年才出栏，鸡肉是紧实的，骨髓是致密的，身上是有香味的。现在的鸡，三十六天就能长到六斤重。

我在美国吃的鸡肉，就觉得越煮越硬，像柴火，最后都剩下纤维了。这种时间、精血的凝固，是骗不了人的，速生就能骗那种品不出滋味和营养的傻子。你看美国人吃的那些垃圾食品，我说是垃圾食品，就是说垃圾，有形无气，有形无质。吃的好像量很大，一个大汉堡，一层不够两层，两层不够三层，三层、五层摞上就往嘴里塞，吃进去只是充饥，解不了馋、过不了瘾。也就是说，它触动不了人的内心。

还有一个现象我也注意到了，以前我们吃羊肉的时候（现在羊的品种也被篡改了），有一个特别有意思的现象，羊肉稍微放凉一点儿，上面的羊油就凝固了，我们吃到嘴里就不是液体，变成固体了，我们老家把这种现象叫贡嘴，一凉就贡嘴了。

我后来到美国吃鹿肉的时候也出现了这个现象，稍微放凉一点儿鹿肉上的油脂就凝固了。为什么会出现这种现象？因为羊和鹿的体质偏热，身上是火热的，不然它身上的脂肪就会凝固。这个品种的羊和鹿一般都有膻味，也就是阳气很足。但现在有的商家为了满足人的口感，就去培育不膻的羊，也就是不贡嘴的肉，最后慢慢淘汰了真正有营养的羊。这真是一件很悲哀的事。

现在，人的基础体温越来越低。我们基本都认为36.5℃是正常体温，其实比起原来的几代人，这个体温已经下降了。而且现在很多人的体质变得阴寒以后，身上是冰凉的。这种人身上第一缺阳气，第二缺“小棉袄”，也就是缺脂肪对身体的温暖和保护。

现在食品出现了问题，导致满足不了我们对精的需要。因此，我想通过这些课程呼吁大家重视脂肪，重视它的品种，重视它的制作工艺，重视它的摄入。

以前我们把油当成一种传递热的介质，用它去煎、炸、炝烹制食品，其实更重要的是，它本身就是一个很好的营养物质。

我看西方人吃面包时直接抹点儿橄榄油，撒点儿盐就吃得很香。其实我们不管是拌凉菜或做其他菜，也应该注意到脂肪是我们必须要摄入的营养成分。要学会吃脂肪，来滋润、保护我们自己。

第24章

认识油温、油的营养价值、油的饮食宜忌

中国人研究脂肪、研究植物油有自己的方法，我们参照天地人的观念，根据它的生长形态、生长周期、生长环境，以及种子的生长部位，来判定它的寒热属性和滋补效果。

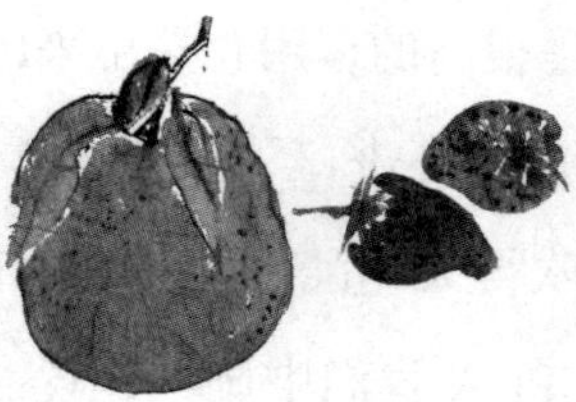

1 吃“长在脑袋上的种子”榨出来的油

西方或现代科学对脂肪的认识，研究的是脂肪里有各种脂肪酸。我们不反对，可以参考。中国人研究脂肪、研究植物油有自己的方法，我们参照天地人的观念，根据它的生长形态、生长周期、生长环境，以及种子的生长部位，来判定它的寒热属性和滋补效果。

基本上我是这么界定的，植物油有一大部分来自木本植物，而不是我们平时吃的粮食的草本植物。来自木本植物的种子我们一般说它的精含量比较足、比较高，作为平时的饮食来讲，人不大好消化它，可以吃，但不能常吃。

这些在我们生活中常见的来自木本植物的植物油，第一个就是茶树的茶籽油，我以前推荐过。茶籽油的特点是即便油温高，也不容易出油烟，讨厌经常做饭、怕油烟的人可以买点儿茶籽油。其实，茶树有灌木也有乔木。一般来讲，我们用的茶籽油是从灌木的茶树提取出来的。我的观念是木本植物的油可以用，但不要常用。

其他来源比较普遍的来自木本植物的油，目前知道的还有核桃油。我们都知道核桃的油脂含量是很高的，用它榨出来的油可以用。

另外改革开放以后，从国外进口了很多木本植物的油，比如橄榄油、棕榈油。这些油基本上被吹得天花乱坠，一说就是地中海饮食怎么好，怎么先进，怎么健康，然后 PUA 我们中国人，说我们怎么不对劲。在这种情况下，橄榄油、棕榈油就被大量进口。大家也是崇洋媚外，交自卑税，在家里囤的都是这些油。我不反对，但我要告诉大家，木本植物的油不太好消化，我们还是吃祖祖辈辈自己的老祖宗吃过、试过的油料作物。

我按熟悉的程度排序介绍一下这些油料作物，一年生草本植物结的种子榨出来的油也有区别。区别在哪儿呢？就是老道长教我的方法，你看种子长在植物的哪个部位，这是关键。有的长在头上，有的长在躯干上，有的长在腰上，还有的长在地下。根据种子的生长部位，就能判断油料作物的热性程度。

不用说，脑袋顶上结的籽榨出来的油火性、热性、鼓舞人的心气的力量是最强的。哪些油料作物的种子是长在头上的？胡麻、油菜籽是长头上的。

简单说一下，如果你吃植物油怕肥胖，我建议你吃长在脑袋上的种子榨出来的油，因为火性比较大。以此反推一下，哪些油容易让人消化不好或肥胖？其实就是结在地下或土里的种子，比如花生油，其实花生油是最容易让人胖的油。

2　胡麻油是低温油，营养成分好

先说一下我最热爱的油——胡麻油，现在高大上了，按国外的说法叫亚麻籽油。我从小就吃胡麻油，我是 1966 年出生的，我生活的年代粮食、肉、油都是凭票买的，定量供应。每个人一个月可能就不到半斤肉、几两油，那会儿人的肚里真是缺油水，到商店买肉都希望售货员多切点儿肥肉，不像现在都买瘦肉，不愿意吃肥肉。那会儿的人们真是缺脂肪，缺精啊。人们一般很少吃油炸的食物，因为家里的油也不多，偶尔家里来客人做个油炸的食物，基本上我们用的就是胡麻油。因此，我从小就知道胡麻油香，胡麻油好吃。

胡麻是什么样的植物呢？很有意思，很多油料作物都带“麻”字，比如胡麻、芝麻、蓖麻等。麻是一种织物，以前人们织布做衣服经常用到麻。

胡麻其实是西汉张骞拓展西域以后，从西域引进的一个油料作物品种，因此叫胡。我们一说胡、番、西，基本都是外来物种。胡麻能适应高寒、干旱的生长环境，它的生命力比较顽强。胡麻是顶端开花，顶端结果，结头上有尖尖的小果，然后打开的果里就是胡麻籽。

我从小还知道一件事，以前村里有一帮懒汉或懒婆娘，这些人闲着没事干，不是像现在的人刷“抖音”，而是嗑瓜子。但那会儿没那么多瓜子，他们就嗑胡麻籽。这需要很高级的技巧，因为胡麻籽比芝麻粒还小。把它炒了以后，用牙齿嗑开，然后把皮吐了，把仁吃了，没有一定闲、懒的功夫做不到，这就是嗑胡麻籽。

胡麻油有个特点，它是低温油。一般我们用它炸糕或炸油条的时候，油烟比较大。胡麻油的营养成分好，很多人建议最好凉拌，就像现在人们用橄榄油一样。确实凉拌也挺好吃，因为本身榨油的时候已经把油料炒过了，所以榨出来的是熟油。

我记得小时候在我妈的老家农村，经常拎二斤豆子去豆腐坊换一块豆腐。然后把现磨的豆腐拿回家放在一个碗里捣碎，放点儿葱花、撒点儿盐，再滴上几滴胡麻油一拌，特别香，特别好吃。

现在科学研究说它是亚麻籽，里面含有 Omega-3 脂肪酸，能保护心血管，促进代谢……都是统一的表扬。科学再研究，拿数据说话也不如拿实践说话来得好。

我个人认为在中国的北方，胡麻的广泛播种以及人们饮食中使用胡麻油是保证中华民族身体健康的一件重要的事。

3 芝麻油比胡麻油弱一点

第二个大家熟悉的油料作物应该是芝麻。大家都听过一句话叫“芝麻开花节节高”，它开花的部位不是在头上，因为头就一个部位，没法儿有节，不可能砍了头又长出头。它都是在自己的主干上，两侧就像长出两只小胳膊，开一串花，开花以后结的荚非常像豆角。掰开结籽的荚以后，黑芝麻、白芝麻就出来了。

现在的人四体不勤，五谷不分，到互联网上一搜，居然大批文献说胡麻跟芝麻是一个东西。这纯粹是胡说，互联网有时就是“惑联网”，不是没答案，全是互相矛盾的答案。

大家记住，芝麻的火性、补益心气的作用比胡麻弱一点，对心脏（臟）的保护作用，对心气的鼓舞作用比胡麻弱一点，因为它没长在头上。但芝麻有一个特别好的特点就是香，闻着就香。以前我们家里都自个儿做芝麻的吃食，最有名的就是把芝麻炒熟，然后捣碎拌点儿盐，做一切饭的下饭菜，跟陕西人用油泼辣子当菜一样。河南人把芝麻一炒，撒点儿盐，基本上就下一切饭，吃米饭撒点儿能吃，吃面条撒点儿能吃，掰开馒头撒点儿芝麻盐也能吃。这是芝麻最简单的做法。还有做芝麻烧饼，或者平时熬面糊糊放点儿芝麻。这都不用说了。

芝麻最广泛的应用就是在油坊里榨香油，就是我们经常说的小磨香油，做法是把芝麻炒了，然后用物理压榨的办法把油榨出来，剩下的东西做的就是芝麻酱。北方涮火锅基本的调料就是芝麻酱，加点儿腐乳就很香。芝麻酱、芝麻、香油是我们日常生活里重要的植物油的来源。

没听说过谁家奢侈到拿香油炸东西吃，基本上都是点一两滴香油就很香。香油可以作为增香剂，比如做凉拌菜、蒸肉、拌肉馅，基本都可以加点儿香油。

我还看见过街上做“行为艺术”的拉上一个泵在那儿磨香油售卖，其实你不知道里面有根管子，流出来的香油根本不是他磨的，这就是骗局。

4 菜籽油补益心气、温暖心气的效果还是比较好的

再说一个常用油——菜籽油，基本上南方更多见一些。我印象比较深的一般都是早春樱花开的时候，甚至比樱花还早的梅花开的时候，油菜花就开了。油菜的秆、叶是绿色的，上面开的花是黄色的，很漂亮。油菜花开了以后，基本过了夏天到秋天结籽，结出来的籽就是油菜籽，榨出来的油就是菜籽油。

油菜结种子的部位也在头上，因此菜籽油补益心气、温暖心气的效果还是比较好的。菜籽油的特点就是可以做高温或油炸的辅料、介质，百搭，当然用它拌菜也可以。

5 花生油的性质比较凉一点

下面说一下性质比较凉一点的花生油。花生也叫落花生，是非常好的食材。花生米百搭，是很好的下酒菜，炒也好，煮也行。最好吃的是刚收完以后的花生，直接连壳带仁放到锅里一煮，剥开就吃，确实很香。

花生是在地上开完花以后自动就下垂了，下垂以后深入到土壤里结籽。这个过程很高级、很含蓄，也决定了它的性质偏阴柔一些。花生的出

油率也非常高，但以前都是一番榨，榨一次就留下花生；现在是多番榨，而且用了化学萃取的方法，结果搞得现在花生油的产量提高了，质量却不大如以前了。

6 葵花籽油：阳气不足、手脚冰凉的人应该经常食用

下面我介绍一下我最推崇的阳气最足的一种油料作物，其实就是向日葵，我们用葵花籽榨油。向日葵的花很好看，脑袋上长一个大圆盘。我们从小受到的教育都是，向日葵跟着太阳转，我们都对此深信不疑。后来我亲自在校园种了好几排向日葵，特别观察了一下，发现他们全是胡说八道。向日葵的头长在哪里就固定了，根本不跟着太阳转。其实你静下来想一下，如果它跟着太阳转，到傍晚就朝西了，第二天早晨怎么办？它的头“唰”一下就转过来向东了？不可能。

如果土壤营养不够，向日葵就会出现一个现象——长出好几个头，我亲自给它们掐过头。当时院子里还养羊，羊上去一口把向日葵的主头给吃了。主头被吃掉以后，只好从边上冒出几个小头。然后我发现没被羊咬的那些向日葵也冒出头了，我怀疑它们之间有通讯，互相说：“你赶紧准备吧，羊要来吃我们了，赶紧长出几个头。”

向日葵结的籽榨出来的油就是葵花籽油。我是比较推崇葵花籽油的，这是阳气不足、手脚冰凉的人应该经常食用的一种油。

向日葵还有一个非常好的可以用药的部位，就是向日葵的圆盘。其实，向日葵的圆盘是个“胎盘”，现在有人用高科技手段把向日葵的“胎

盘”粉碎，打成小分子肽当药物吃，也能鼓舞人的阳气。据说能治疗痛风，我觉得理论上是说得过去的。

7 大豆油滋阴的效果要好一些

我们常见的还有大豆油，其实东北人说的大豆是我们华北或中原地区人说的黄豆。现在中国本土的黄豆已经很少了，因为出油率不高，形状长得也不好看。基本上现在很多都是转基因的国外进口的大豆，颗粒饱满，圆滚滚的很好看，出油率也很高。但这不是我推崇的大豆油。

我们厚朴磨豆腐、发豆芽用的豆子，都是原来传统的老种子。一般你去超市买豆子的时候，你说：“我要发豆芽。”他会给你本土黄豆；你说：“我要榨油。”那他给的就是另一种豆子。

转基因的豆子只结一茬，你想拿这种豆子去发芽、培育，培育不了。这就是我说的现在的农业命脉被别人掌握的悲哀。大豆油跟花生油一样，不属于火谷，属于土谷，因此滋阴的效果要好一些。

8 小品种植物油

火麻仁油对心脏（臟）的保护，对心气的补益作用比较强

接下来介绍一些小品种油料作物。第一个也不算小品种，是有些南方地区常用的油料作物，就是我们中医用的火麻仁，我们把火麻仁当成一个

强心通便的药物来使用。最著名的方子有麻仁丸、麻仁润肠丸。很多老年人虚性的便秘，心气不足，推动无力，经常会吃麻仁润肠丸。在广西巴马，基本上人们都把火麻仁榨出来的油当成食物来使用。因此，我们说一方水土养一方人，我们把火麻仁当药用，人家当食物用。火麻仁对心脏（臟）的保护，对心气的补益作用比较强。

小时候油凭票供应且不够吃的时候，我印象特别深，有一个阶段给我们供应拿油票能买的油叫棉花籽油，这个油是我吃过的最恶心的一种油，油开了以后冒出来的味真是呛人，用它炸的油饼跟抹了一层沥青一样难吃。没办法，人们得吃油，但油料作物的产量又不够。现在一说这件事，跟大家都有代沟，现在的人真是一说起油就谈油色变。

我已经说过了，我们最好吃一年生草本植物的种子里榨出来的油。还有人不停地问："国外这些油怎么样？好不好？怎么吃……"我的基本观念是一方水土养一方人，如果你出生、生长和现在居住的地方没这个植物，也不产这个油，最好别碰这个油。

我们现在所有对中华民族饮食习惯和文化的否定，其实都是被 PUA，把我们虐完以后让我们产生自卑感，然后去买人家推销的东西，还打着科学的旗号。因此大家一定要保持清醒。

我说的这些东西包括但不限于棕榈油、橄榄油、椰子油，只要它是长在树上的籽产的油，我们都不把它当成一种平日饮食的需求。

紫苏油：用紫苏籽提炼出来的油

再介绍几个小品种的油供大家参考，比如紫苏油。紫苏本身是味中药，因为它的叶片的背后是紫的，所以叫紫苏。还有一种跟紫苏一样的植物叫白苏，就是因为它的叶子没有发紫，是白色的，它结的籽也是中药，叫苏子。

我们中医用紫苏叶、紫苏的茎（我们叫紫苏梗）、紫苏籽做消化食物的辅料。吃生鱼片的时候，生鱼片底下那片绿叶就是紫苏叶。紫苏籽是一味非常好的化痰散结的药，我们治疗一些老年性的哮喘就用苏子。

用紫苏籽提炼出来的油叫紫苏油，或者叫苏子油。作为小品种的油料，我是推荐的。比如吃海鲜或蒸海鲜的时候，可以不用芝麻油、花生油，用点儿紫苏油。

红花籽油有活血化瘀、温通血脉的效果

另一个小品种的油是红花籽油。不是红花油，红花油是抹在身上治疗跌打损伤的；红花籽油的原料其实就是我们经常用的一味中药叫藏红花，我们把藏红花的花蕊抽出来做药，等花蕊授粉受精以后结出红花籽，用红花籽榨出来的油就是红花籽油。

红花籽油其实也秉承了花的特性，有活血化瘀、温通血脉的效果。有条件的话，可以在家里备上一两瓶作为调剂。

有关植物油的知识和理论就介绍这么多，希望大家以后使用这些油的时候，对它的温度、营养价值、饮食宜忌有一个清醒的认识，同时吃什么也不要抱着负罪感、负疚感去吃。油利用得当能滋补我们的肾精，吃太多或使用不当则会变成痰湿，就是这个理。

第 25 章

“植物油和动物油哪个好？”

植物油能唤醒我们的食欲，停留在欲望阶层；动物油能直接通神，达到魂的阶层。一个东西能让人解馋，馋是什么？馋是一种心理需要。

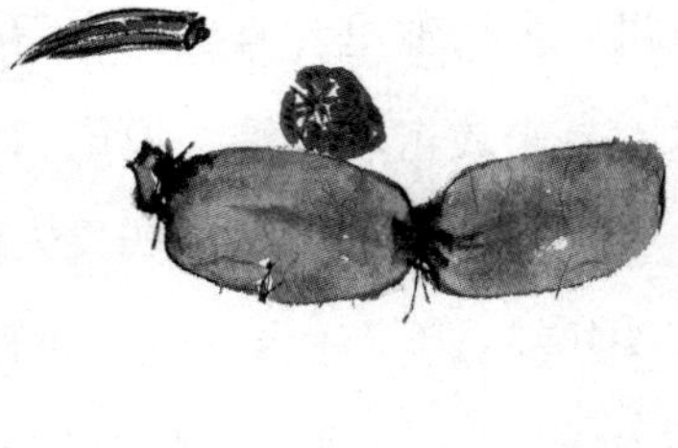

1 吃植物油会觉得香，但吃动物油会觉得解馋

上一章讲了植物油，可能大家看完会提出疑问：“植物油和动物油哪个好？”人们吃植物油会觉得香，但吃动物油会觉得解馋，甚至觉得过瘾，这里面的差别就显示出来了。也就是说，**植物油能唤醒我们的食欲，停留在欲望阶层；动物油能直接通神，达到魂的阶层。**一个东西能让人解馋，馋是什么？馋是一种心理需要。

我讲过，吃饭最低级的要求是充饥。不管什么乱七八糟的垃圾食品，你把肚子塞满了，就没有饥的感觉，甚至有饱腹感，这就是充饥。有些人把自己塞得很满，身体也很胖，但还是觉得饿。饿比饥更高一个层次，饿是虽然吃得很多、很饱、很满，但没吃到自己想吃的东西还是觉得饿，身体不停地催促人再去吃。很多人减肥瞎吃或不吃五谷之后，身体总是发出一个强烈的信号，让他觉得饿，又吃不是五谷没有精华的食物，这种人身心俱疲，减肥减到抑郁症、厌食症，形同骷髅的人大有人在。

从现代科学分析来讲，植物油里含有不饱和脂肪酸，动物油里含有饱和脂肪酸，以前都拿这一点来攻击动物油，说饱和脂肪酸不好。只能说这是它的特点，不能说是它的缺点，也就是说如果人体要消化、吸收、利用脂肪，直接从动物身上摄取脂肪，分解消化、重新利用最省劲，来得最快，如果吃植物油可能需要一个相对较长的过程。动物油的好处就在这里，但如果摄取过多，就会有代谢紊乱或代谢不出去的问题。

如果我们正常吃五谷，五谷的种子里就有植物油；如果我们平时吃

肉，肉里自然含有脂肪，也补充了脂肪，因此正常情况是不需要额外补充、摄入的。但当我们吃油或吃动物的脂肪觉得香、解馋的时候，证明身体需要它。

2 我们经常说吃荤还是吃素，总把荤当成肉，其实荤不是肉

跟大家澄清一个概念，我们经常说吃荤还是吃素，总把荤当成肉，其实荤不是肉。跟大家说一下荤、腥、素，首先，荤是草字头，它有一种解释是指具有强烈的辛辣气味，吃进去以后能提高人的食欲和性欲的草本植物，包括但不限于韭菜、蒜等。这里说的蒜指中国本土的小根蒜，也叫薤白、藠头，能鼓舞心气，温通心阳，本来觉得活得没意思，吃完蒜以后觉得有点儿心气。有心气以后就“若有爱在外”，会有求偶、发情的冲动，因此小根蒜也属于荤。

还有现在人们吃的大蒜，其实叫胡蒜，有几瓣的蒜也有独头蒜。这个蒜是从西域引进的，比薤白的刺激性更强，煽情动火的能力也更强。尽管吃完以后嘴里有蒜味，但撩拨的情欲也会很高。还有我们经常用的葱，小葱也好，大葱也罢，都有一种温通心阳、温通督脉的作用。

作为一个心境平和的修行人来讲，一般吃食物不需要、不依赖这些食物，也就是说心境平和的人能消化吃进的东西，不需要加辛辣开胃的东西。很多修行的人一闻到辛辣刺激的味道，本能地就有一种拒绝和反感，不想吃。我碰到几位修行的道长，有的是生下来闻到这种荤的味道就受不了，比如蒜、葱，甚至有的人连姜都不碰。想修行、想静坐、想悟道的

人，一般不吃这些有刺激性、撩拨性欲的东西。

有一味最荤的中药叫淫羊藿，也叫仙灵脾。放羊倌观察羊吃完淫羊藿后不停地交配，淫羊藿就被医家作为中药引进。按荤腥的定义来讲，它更是大荤的东西，我们中医用它治疗性冷淡的效果很好，而且是用羊油炒一遍。

水里游的鱼偏腥，一般食草动物偏膻，食肉动物偏臊，腥泛指一切肉类。我们经常说的不吃荤被转嫁成了不吃腥、不吃肉，念佛的人不吃肉是胡说八道。这是南北朝时南朝梁武帝萧衍搞出来的，他有点儿疯，经常把自个儿圈到庙里，然后让政府去赎他，一天到晚盖庙，活了八十多岁被饿死了。这就是中国人失去自己传统的宗教文化价值观以后，做出一种失心疯的举动。他开始不让人吃肉，结果他被活活饿死了。此外，腥还泛指一切肉食动物。

吃素的有两种人，一种是不吃肉，还有一种是不吃荤——不吃刺激性的食物和肉，葱姜蒜都不吃，这是全素。还有的吃素的人多少吃点儿鸡蛋，而且他们强调要吃未受精的卵。我再强调一遍，吃素是修行的结果，不是修行的手段。你没达到那个程度，别干这种扭曲、拧巴的事。我碰到大多数吃素的人，不是心境平和的人，而是心灵极其扭曲、变态的人，都是把自己放在道德制高点上，觉得自个儿是出水芙蓉，别人都是淤泥，经常在各种场合指责别人吃肉，说什么谋财害命，宛如就他吃的植物没生命一样，这些人都是变态。人是杂食动物，我建议大家各种各样的东西都要多少吃一点。

《黄帝内经》讲的“毒药攻邪，五谷为养，五果为助，五畜为益，五菜为充”，就是吃饭的指导思想。动物油脂是我们身体必不可少的，应该得到重视，并及时补充。

3 常吃的几种动物油脂

下面具体讲一下我们常吃的几种动物油脂，我把动物油脂分这么几种，一个叫脂，一个叫膏，带角者脂，无角者膏。

说到植物油的时候，我给大家讲了基本上分木本植物的种子和草本植物的种子榨出来的油。草本植物又分种子长在脑袋上、种子长在腰上或地下榨出来的油，根据这些情况我们能分清楚它的热性程度。

动物油有食草动物的油。食草动物分两种——长犄角的和不长犄角的。长犄角的动物基本上是偶蹄，比如牛、羊的蹄子是两瓣，它们的油的热性偏温。还有一种是不长犄角的动物，比如骆驼驼峰上的油是八珍之一。还有马和驴的油，大家都说马和驴好像都是肌肉，不是，皮下也有膘，马无夜草不肥。我早餐总吃驴肉，为什么吃驴肉？因为它很香。

还有杂食动物身上的油。比如猪、鸡，其实鸡是肉食动物，是食肉恐龙的后代，别以为鸡总吃虫子，鸡也吃米，因此鸡算是杂食动物。鸡油是很好的食材，有些人就爱吃鸡屁股，为什么？因为鸡屁股周围的油多。日本有的超市专门把鸡皮单包一盒卖，鸡皮带点儿油做出来也很好吃。

还有我们说的牛身上的油，比如吃牛油火锅，到了重庆吃的火锅基本都是牛油炒出来的，包括火锅底料。但我们真正平时接触到的跟牛有关的油脂，其实是从牛奶里提出来的，这就是我们经常说的奶油、黄油，奶酪不算，奶酪是蛋白质发酵出来的。黄油是比较常见的，其实就是牛油，只不过是从奶里提出来的，人奶里也有油。

现在的科学搞得很邪行，比如看大家怕喝牛奶长胖，就专门发明了脱脂奶粉，把牛奶里油性的脂类成分弄出去做黄油，然后把没有油水的奶粉卖给消费者冲着喝，还觉得挺健康。在我看来这完全是一种简单的低级思维，人不是试管，加进什么就是什么，你没吃进脂肪，但吃进了淀粉和糖，人体只要需要它就会合成，这跟你吃多少真是一点关系也没有。

4 常见的动物油脂的特点

猪油

接着我具体说一下这些常见的动物油脂的特点，再说一下我们怎么利用它的特点变成有益于我们身体、身心健康的优点，同时怎么避免它的特点损害我们的身体健康。

先说猪油。猪有很多名字，比如豕、豚，日本人把家猪叫豚，把野猪叫猪。他们感觉很奇怪，我们中国人整天吃猪，他们的第一反应是天天吃野猪。猪的名字还有彘，在鸿门宴上，樊哙闯进来要救刘邦，项羽见他很生猛，扔给他一块生的彘肩，就是猪肘子，结果樊哙拿刀就把猪肘子放在盾牌上切了生吃。项羽是匹夫之勇，看到这种生猛野蛮的人就发自内心地喜欢。樊哙本是屠户出身，刀功、手法熟练。

猪这个动物非常可爱，是咱们饮食里必不可缺的。先强调一下猪是杂食动物，什么都吃。汉字“家”的底下就有个猪，为什么？因为古人居住的房子一层是潮湿的，就用来做猪圈，二层才住人，现在很多地方还保持这个结构。

说一下猪油的营养价值。猪油分三种，第一种是皮下的肥膘；第二种是腹腔内的板油，就是厚厚的大方块，在腹腔的内侧覆盖着脏（臟）腑，这就是肪；第三种是肠系膜，覆盖着小肠，连接着各个小肠的我们叫网油，网油专有名叫膋。

以上这三种是我们吃的猪油的主要来源。包括五花肉其实就带着膘，平时我们最好买点儿板油和网油回家自个儿炼油，买回来自己做最放心。板油炼出来非常洁白，晶莹细腻，很滋润；网油偏黄，但吃起来哪个香？网油最香。我们做肥肠的时候，肠子里的那层油更香。

羊油

下面说一下羊油。羊油不常见，但我们炖羊肉的时候会吃，还有烤全羊时，烤得滋滋冒油啃一口吃。最常见的就是吃烤腰子的时候，羊腰子外面裹的那层油很有营养。对内蒙古人来讲，最尊贵的油是长在督脉上的油，什么油？羊尾巴油。一般炖好了全羊以后，给最尊贵的客人先上一盘羊尾巴油。大家都觉得羊尾巴油好像很腻、很膻，其实不是，羊尾巴油很香，近乎猪油的解馋。

牛油：不要吃人工黄油

下面说一下牛油。大家知道中国是一个农耕文明社会，牛是耕田、干农活的主要牲畜的力量来源，因此在古代我们杀牛的事还是比较少干，牛不太作为我们主要的食物来源。大家可能有印象说《水浒传》里一进饭馆，就让店家切二斤牛肉，里边全是牛肉，很少见吃猪肉。

其实大家可以想一下，当时施耐庵写《水浒传》的时代背景——元末明初，借宋朝的事说故事。朱元璋姓朱，皇帝一姓朱，天下的猪就不好办，不好写吃猪肉、杀猪，不然容易产生联想，产生忌讳。因此在《水浒传》里经常出现的就是牛肉，鲁提辖醉打镇关西的时候说切了点儿肉，可能涉及猪肉也没详细说。

主要介绍一下奶油和黄油。中国人对牛奶的兴趣不大，看到外国人吃黄油才开始跟着一起做，但中国人很擅长用牛油做火锅。

补充一点，现在我最反对的就是工业化生产的食品，特别是“二战”

以后，出现了一个新的工艺叫人造黄油或人造奶油，用化学手段加了氢原子，氢化了植物油里的一些成分，口感、样子都很像天然的奶油和黄油，但这种产品在身体里特别难代谢、难消化。这也是现在导致人们血脂高、脂肪肝的一个重要原因。因此大家平时吃奶油蛋糕、奶油冰激凌，一定要搞清楚里面是不是含有人工合成的奶油和黄油。别贪便宜，为了那点儿小便宜吃进这些东西，给自己造成伤害。

鸡油

最后说一下鸡油。我一般提倡用荤油炒素菜，用素油炒荤菜。用鸡油我是跟上海人学的，上海人吃鸡毛菜的时候用鸡油炒，用其他油炒就不香。

我说一下怎么炼鸡油。鸡油的制作很简单，我们在家里炖鸡肉的时候，一般在上面浮着一层浅黄色的油，很多人不喜欢它，就把它撇出去倒掉了，这真是一种极大的浪费，鸡油在上面本身就有一种很好的保温作用。大家可能都听说过云南有一个著名的小吃叫过桥米线，传说一个书生在外面读书，贤惠的妻子专门炖了鸡，装在瓦罐里给他送过去，倒出来还是滚烫的，原因就是上面覆盖了一层鸡油。

其实我们平时涮火锅的时候就能发现，比如点个鸳鸯锅，同样的温度，红油锅总是先沸腾。为什么呢？因为红油锅上面覆盖着一层红油，起了隔热和保温的作用。在炖鸡肉的时候鸡油浮在上面，我们把它撇出来过滤，赶紧放在那儿，等我们做素菜或其他菜的时候可以放一点。

我一直说炒素菜用荤油，猪油、鸡油都是很好烹调素菜的用油。如果你的身体比较热，可以用猪油炒青菜；如果你的身体比较寒，可以用鸡油炒青菜。很多人吃完蔬菜以后，会吃什么拉什么。有两种解决办法：一个是把蔬菜裹上面粉蒸了吃，蘸上蒜；另一个办法是用鸡油炒蔬菜，这样就能提高身体的热性，提高消化的能力。

如果是单独想吃鸡油，家里又没炖老母鸡，临时想炒蔬菜，那就去商店买点儿带油的鸡皮，有的商店只卖鸡皮，其实皮下都有肤，这个肤就是脂肪。买点儿鸡皮回来炼油，小火干煸，把鸡油熬出来，然后鸡皮变成焦黄、酥脆的，很香，把它捞出来就当猪油渣吃了，留下鸡油炒菜。

把动物油给大家介绍了一遍，希望通过学习，大家能客观地结合自身情况，结合地域和节气正确地食用动物油。不要有心理负担，不要被别人洗脑，按我们祖祖辈辈这种吃肉、吃油的方式去享受生活。

第 26 章

我们平时吃的动物油的主要来源是猪、牛、羊

详细介绍一下我们平时饮食中的动物油的制备和烹制的方法，就中国人的传统习惯来说，我们平时吃的动物油的主要来源还是猪、牛、羊。

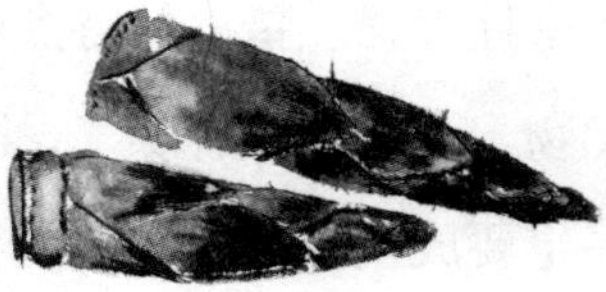

1 猪油的制备和烹制的方法

详细介绍一下我们平时饮食中的动物油的制备和烹制的方法，就中国人的传统习惯来说，我们平时吃的动物油的主要来源还是猪、牛、羊。

不谈宗教信仰或一些族群不吃猪肉的问题，咱们就说饮食，猪是我们中华民族传统饮食肉类的一个来源。

上一章说过，“家”的底下就是豕，狼奔豕突的豕就代表猪，现在从出土的文物里能看到缩小版的民居模型，一般都是一层养猪，二层住人。

再说得详细点儿，以前人的厕所跟猪圈都是相通的。有一句话叫狗改不了吃屎，很多狗、猪吃人的粪便，说起来挺恶心，但历史上存在过。在古代卫生条件不是很好的情况下，出现了人畜之间寄生虫的传播，这是历史，不能否定里面存在的问题。

猪是杂食动物，它吃饭菜、吃肉，也吃草，因此在四川一带，人们经常给猪割草，叫打猪草。我们平时吃的折耳根，在当地叫猪鼻拱。猪的饮食结构，影响它的肉和脂肪的成分。

只吃草的动物身上的肉或油偏膻，我们说有膻气，羊肉有膻气，甚至一些牛肉都有点儿膻气，个性很强。猪肉的特点就是百搭，本身的味道不是很浓，如果它是食肉动物，身上就会有臊气，臊气不好去除。再加上我们中国人屠宰的标准是一定要放血，其实身上的异味一般在血里存在得比较多，放血以后身上残留的血或血沫少了，臊气、膻气就少很多。

蒙古人杀羊也放血，只不过是不明着见血，他们是把手伸到羊的胸腔里，把它的主动脉掐断，这样所有血都流在腔子里，羊肉里就不见血。

现在很多人到国外吃肉觉得不香、有腥臊味的一个主要原因就是国外屠宰动物时用的是电击，电死以后就存在一个问题，血都留在血管或毛细血管里，就在肌肉中间，导致腥臊味很重，再加上他们烹饪不像中国人懂得用一些香料去平衡或覆盖这种味道。

还有一个原因，古代驯养动物变成家畜以后，会有阉割的技术。劁猪就是把公猪的睾丸切除取出来，被阉割的公猪肉质就会变嫩，而且腥臊味会变淡。我尝试吃过野猪肉，野猪不存在被阉割的问题，因此野猪肉的味道很冲，这个味道很多人接受不了。

总结一下我们中国人的饮食，从猪身上获得的肉质和脂肪比较多。

另外羊油、牛油有一股膻味，只有猪油是平和的。作为猪肉来讲，它炒什么菜就属于什么菜的味，不像羊肉或牛肉，总能突出自己独立存在的味道。猪油是我推荐的居家必备的一个动物脂肪的来源。

之前我说过，猪油解馋，而且爱吃的就过瘾。很多人因为这种发自内心的神对动物脂肪的需要满足不了，所以不管吃多少东西，总有一种饥饿，还有馋的感觉，总是不停地往嘴里塞东西，尽管胃肠里塞了很多东西，但都不是自己身体需要的，而猪油能很好地满足人们的需要。

2　炼制猪油的方法

下面我介绍一下炼制猪油的方法，一般都是选的腔内白色的板油，我们叫肪；还有覆盖在猪的小肠、大肠的肠系膜之间的大网膜，我们一般都是选这个作为炼油的原材料。买回来以后把板油切成丁，把大网膜的油也切碎，准备锅放在火上，然后就把切好的板油和网油放进去。

一般有两种方法，一种是干煸，把油块放进以后，小火不停地翻炒，油温比较高，最后油逐渐被火的力量煸出来，制成我们说的猪油；还有一种方法是往锅里加水，连煮带熬，把食材里的油逼出来，最后水汽蒸发完了，留下油凝固。两种方法哪个更好？我还是偏向于加水，加水的过程中也可以再往锅里加点儿葱和姜一起熬，熬到最后猪油里会带点儿葱姜的香味。

不管是炼油干煸还是熬油，最后就留下猪油渣。猪油渣非常好吃，非常解馋，原来小时候家里的荤腥少，炒青菜时放点儿猪油或猪油渣，或者用猪油渣包个包子，真的很解馋，本身它也是一种很好的食材。炼好猪油后盛到一个罐里，让它自然降温，最后在室温下就是一罐洁白、晶莹滋润的油。

本身它是熟油，在我们吃猪油拌饭时，热腾腾的一碗米饭上扤一勺猪油放进去，再滴几滴酱油，一拌就很好吃。

因此，猪油是我们居家必备的一种油。如果不喜欢油烟，不喜欢自己炼油，那就可以找安全可靠的渠道买。市场上的猪油没人买，没人买咱们买。我知道南方人吃粽子基本会裹肉，北方人就放点儿枣，没见过带肉的肉粽子。肉粽子还不够，还要在里面裹一层大网膜一起蒸，蒸熟以后，大网膜的油全渗到糯米里，确实很香、很解馋。但要意识到一点，以前中国人过年过节吃的好东西都是在吃不饱饭、吃不好饭的情况下打打牙祭、开开荤，现在人们基本上天天吃好的，天天过年，如果还按过去那种传统的饮食方法去吃，只能吃得太多。

3 猪油在食疗药物里的应用

我们不仅在日常饮食中要用到猪油，平时我们的食疗药物也会用到它。

我举几个例子，第一个是我在学《伤寒杂病论》的时候，里面有两个方子用到了猪油。第一个方子叫猪肤汤，我在写《字里藏医》的时候专门写了一组词叫“皮肤”，其实，皮肤、膏肓、脂肪这三组词一样都是在讲脂肪，我们现在都把肤当成皮了。

一说护肤美颜，其实护的是皮，皮底下才是肤，肤就是皮下的那层脂肪，猪的皮下叫膘，我们说贴秋膘，人的皮下就叫肤。

《伤寒论》里专门有一种病叫少阴病，猪肤汤是治疗这个病的。少阴病就是邪气入得比较深，把自己的肾精或阴液熬干了，这时人就会出现一种虚性亢奋，发低烧，手脚心发热，皮肤干燥，唾液分泌少，眼睛也发干，而且容易发红，甚至有的人会出现阴道白带少，而且阴道的黏液也分泌不足的阴液不足、阴虚火旺的状态。《伤寒论》就提出了一个很有意思的方子叫猪肤汤，用一块连皮带油的猪肉加蜜和米粉一起熬，熬香了以后当成药吃，有滋阴润燥的功效。

猪皮冻、猪油就是很好的食疗药物，我在临床上见到皮肤干燥脱屑的人有很多，一般在给他们针刺、开药治疗的同时，建议他们平时吃点儿猪肉或猪油，而且特意推荐他们吃猪皮做的肉皮冻，包括很好吃的灌汤包，开封有灌汤包，一吃里面全是汤汁。很多人不明白汤汁是怎么灌进去的，是拿注射器打进去的吗？其实不是，包包子时包的就是肉皮冻，肉皮冻一被蒸就变成了汤汤水水。

病人得了鱼鳞病皮肤干燥脱屑，很痛苦，难看又硌硬人，我的很多病人由此产生自卑感，一辈子都没搞对象，没结过婚，这确实是很痛苦、很硌硬人的一个病，干燥到皮肤纹理裂出血丝，而且一脱衣服一堆皮屑就掉下来。这种病人我都建议他们去吃肉皮冻，其实就是猪肤。

《伤寒论》里还有一个方子是用猪油熬的药，加上“血余”——人的头发，可以治疗黄疸病、阴吹（从阴道里排出气体）等。这个方子叫猪膏发煎，我说过猪不长犄角，所以它的油叫膏；羊长犄角，它的油叫脂。用猪油熬人的洗干净的头发，把头发化在里面，然后喝这个油或拿油做成栓剂，类似甘油，帮人排便，可以治疗一些热入营血的黄疸病和阴液缺乏的症状。

后世有一个补肾阴匮乏到极点的食疗方子叫大补阴煎，用的不是猪油，用的是猪脊髓。我说过人的脊髓里有一大半的含量是油，猪的脂肪渗入骨髓里就成了骨髓的一部分。

脑子里的油少一点，蛋白质多一点，脊髓里的脂肪多一些。我们经常说敲骨吸髓，现在很多营养学家反对我们这么吃，认为吃进去的全是脂肪，脂肪怎么了？他们先定义脂肪不好，然后攻击我们的饮食习惯，PUA我们的饮食文化。阴液极度匮乏的人都是透支精血过度，有的人遗精，有的人堕胎，有的人不停地从白带漏下。阴精缺乏以后，只靠普通的饮食补不上怎么办？就用一条猪脊髓加上知母、黄柏一起蒸，蒸熟以后最好不放盐，可以少放一点盐。不管是盗汗，还是遗精、滑精、小产、堕胎以后对肾精造成的损伤，吃完被药蒸过的脊髓，就能止住人的阴精漏下。

现在我们文明了，都用筷子、刀子、叉子吃肉，如果真的想让孩子吃东西吃得香，我建议让他啃骨头。啃的骨头有几种，一种是肋骨，就是排骨，吃点儿牛排、猪排。最好的方法还是啃腔骨，腔骨就是脊椎骨，脊椎骨的肉少，还不好啃，得手牙并用。其实这就恢复到了人类最原始的饮食习惯，能唤醒人的食欲和本能。骨头上还有筋，腔骨里还有脊髓，我觉得这些东西是最有营养价值的。

因此，我建议孩子吃饭不香的时候就让他动手，动手就直接动手，别戴塑料手套，现在干什么都带套，造成人与人之间的各种隔阂。

4 什么人不适合吃猪油

什么人不适合吃猪油？我个人认为过度肥胖、痰湿过重、舌苔厚腻的人不适合吃猪油，而且一般来说这种人有身体的本能保护，也不吃猪油。

有些人的肝胆功能或胰腺功能异常，一闻到油味就觉得恶心，不想吃，这种人也不适合吃。我们定义你是正常的普通人，看到、闻到肉味就觉得香，会流口水，看到油就馋，这种情况下说明身体需要，咱们就吃。

5 作为食疗或想让自己的身体温暖，羊油是必不可缺的

下面我说一下羊油。羊肉很有性格，味道比较膻，羊油的味道比较冲，很少听说有人拿羊油炒菜，但如果作为食疗或想让自己的身体温暖，羊油是必不可缺的。

蒙古人招待客人现杀现煮羊，一般都是最尊贵的客人，人家先把羊尾巴切下来，给最尊贵的客人端上去。吃也很有讲究，把一片羊尾巴油放在胳膊上的内关穴附近，然后头往下一低，一吸溜就进去了。很多人讨厌羊尾巴油，说太肥了，不好。

其实，羊尾巴油一点都不腻，而且羊尾巴油长在督脉上，本身的性质就很温暖、很热，对身体虚寒的人是一剂大补药。因此，如果我们平时不接触羊尾巴油，吃火锅的时候可以有意识地让人切一盘羊尾巴油涮着吃，真的不腻。

羊还有其他地方的油，我们平时吃羊肉的时候知道带点儿油脂的羊肉

是最香的。还有吃羊肉串，一个串上面基本有七八块肉，如果不穿一两块羊油，羊肉串就干不呲咧的不好吃。卖羊肉串的人在七八块羊肉里都花插着放几块羊油，这也是生活经验。很多人可能吃过烤羊腰子，羊腰子的外面包着一层厚厚的羊油，这个羊油滋补的效果特别好。

我听说现在由于羊腰子贵，很多人拿羊油裹着猪腰子穿上串卖，人们也吃不出来。大家记住，肾是一个很关键的脏（臟）器，现代医学研究表明它能过滤血液，排出尿液。很多人肾阳虚就是因为肾外面包裹的那层脂肪薄了或空了，这种人特别容易受寒，特别弱不禁风，像这种人平时虚弱、腰疼，动不动就闪了腰，干点儿活就腰酸腿软的人，我建议可以吃点儿羊油，来几串大腰子。能不能壮阳、提高性欲另说，至少先把自己吃暖和点儿。

6 羊油是我们中医治疗的一个重要食材

另外羊油也是我们中医治疗的一个重要食材。明末清初有一个著名的中医叫傅山，字青主，是山西太原人。他是最具有中华民族气节的一个人，死不降清，一心想着光复汉室。最后没办法，时运不济，自个儿的努力没有任何成果，只好行医看病。傅青主也是大书法家、文学家，但最吸引我的还是他是爱国英雄。

傅青主在太原的时候发明了一个著名的药膳叫“头脑”，当时他照顾母亲，是根据母亲虚寒的体质设计的药膳。这个药膳用油茶面，但这个油茶面是用羊油炒的，而且在里面加了羊的骨髓和脊髓，还加了一些中药，比如当归、黄芪，还加了韭菜。

当然这么热的东西，他也加了一些藕平衡、反佐。但总体的油茶面糊糊里还有一些羊肉，蘸着韭菜吃的这个药膳，可以非常好地滋补、温养肝气和肝血，还能补肾。

一到立秋以后，太原的老百姓都会吃一碗头脑。而且傅青主把这个方子授权给一家清真饭馆制作，清真饭馆叫清和元，有一个对话："你干吗去？""我去吃清和元的头脑杂割。"傅青主把对汉族侵略的仇恨全发泄在这道药膳上了，意指去吃清朝和元朝统治者的头脑。这是一个故事。

我的病人里有一些人不分虚实寒热，一听说头脑有滋补作用就去吃。山西有一个挺高级的领导到我这里治病，他其实是癌症，我不让他吃补药。有一次来了以后我就发现他的状况不对，病情变重了，我说："你肯定吃什么滋补的东西了。"他说："我没吃。"一直顶嘴。我心想你不承认，也得按我的诊断来治。结果他在开车回太原的路上，大概走到娘子关那儿给我打电话说："徐大夫，你说得对，这不是天凉了，儿子、女儿怕我虚，天天给我来一碗头脑。"我说："你的病就不能吃这种温补壮阳的东西。"

这就是一个教训。

7　牛油的膻味不像羊油那么大，口感特别好

最后说一下牛油。我们一般买牛排的时候，基本上商家都会给你带一块方方正正的牛油，煎牛排的时候，支上锅先把牛油化了再煎。

我们在日本也是，日本培育出一个品种叫和牛，肉质非常嫩，中间脂肪像雪花一样。其实就是一个变态，甚至病态的牛肉品种，就是让牛懒得动（跟我们喂鹅，把鹅肝变成脂肪肝一样），牛肉就变得很嫩，口感是好了。但牛以前是干活的，牛肉硬、柴，不好消化，现在为了纯粹让人吃，

就培养出这么一种牛。用牛油煎牛肉，原汤化原食，这是一个很好的烹调方法。

我们现在吃火锅，基本上火锅底料的辣椒全是拿牛油炒出来的，重庆或四川涮火锅的汤底基本上也是牛油。

牛油的特点是膻味不像羊油那么大，口感特别好，给人一种特别实在、醇厚的感觉，因此牛油很受欢迎。

另一个牛油的来源就是从牛奶里提取出来的两种，一种叫奶油，一种叫黄油。我个人的意见是乳制品里的脂肪偏阴寒、偏凉，不好消化，我们中国人对黄油的使用比较少一些。

关于动物油我先介绍这么多，其他一些小品种的油，比如鸭油、鹅油，其实在吃鸭肉、鹅肉的时候可以捎带着把它吃了，就不做重点介绍。

第 27 章

“十个厨子九个咸，还有一个忘搁盐”

做任何饭只要少放了盐就没法吃。为什么？原因很简单，盐是我们这些活在地球上的生物必不可少的一种食物。

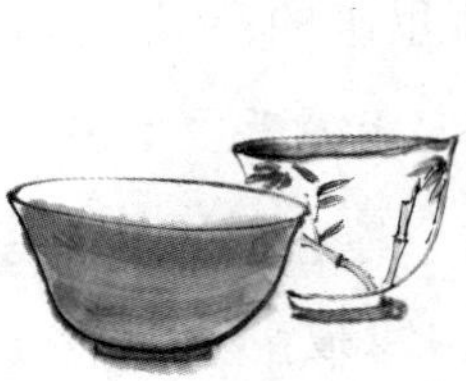

1 一点盐不吃，会觉得活得没意思

以前说过我讲课的思路大纲一个是《黄帝内经》讲的饮食原则：“毒药攻邪，五谷为养，五果为助，五畜为益，五菜为充。”这是我们饮食最基本的指导思想；另一个主题思路是按柴、米、油、盐、酱、醋、茶的顺序。这个顺序其实很有意思，柴、米解决的是温饱问题，取火能做饭，只要有五谷吃就不会被饿死；有了油和盐，就开始提高生活质量，油代表植物油、动物油，开始吃香的、解馋的、能过瘾的，也包括一些肉类。油后面第一个就是盐，盐是一种非常重要的食物。

跟现在的厨师做饭离不开味精一样，以前的厨师做饭都离不开盐，做任何饭只要少放了盐就没法吃。为什么？原因很简单，盐是我们这些活在地球上的生物必不可少的一种食物。

其实，我们的血是咸的，我们出的汗是咸的，我们流的眼泪也是咸的，有时也有点儿苦涩。人的体液分泌出来的味道都是咸的，证明身体里充满了盐的成分。

再往深了讲，人是从哪里来的？很多人说是猴变的。为什么是猴变的？因为猴的身上有毛，人身上的毛虽不多，但也有。为什么人身上的毛不多？《黄帝内经》讲，这个地球上的生物有胎生、卵生、腐生（它也不知道自己是怎么来的，反正就从草堆里蹦出来了）。另外有头上长犄角的，有身上长羽毛的，还有披麟带甲的，比如鱼或贝壳，分得很清楚。只给人定义了一个名字，叫倮虫。《黄帝内经》讲的倮虫就指的是人。

身上毛少的叫倮虫，没穿衣服的叫裸体。为什么叫倮虫？就是因为身上的毛不多，这是高级进化到了顶端的一种现象。我认同这种观点，人是从海洋里出来的，地球上的海洋是孕育所有生物的母体。大家想想，海水是不是咸的？海里的动物是不是身上长毛？从海里爬出的哪个动物一身毛？跟人一样，身上有点儿毛。

高级进化到人这种生物，其实骨子里还是从海里来的。胎儿在母体里孕育的时候，胎盘里有羊水，是在模拟一种人类祖先的生长环境。如果再追问地球上的生物是从哪来的，我告诉你，不是进化来的，是天外来客。大家想一下，精子和卵子结合的状态，想象卵子是地球，精子就是天外来客小行星，一撞就撞出了新生命。我认同这样的观点，不然很难解释为什么寒武纪会出现生命大爆发，如果是进化的，一点一点往前挪，为什么一下就诞生了那么多生命？

大家想一下生命最早生活的状态，我们是离不开盐的。缺了盐会怎么样？现在我们普遍接受的观点是中国人摄入的盐太多。但不要走另一个极端，整天就是开水涮白菜、黄瓜、西红柿，一点儿盐都不吃，最后人会变成啥样？觉得活得没意思，会消极、悲观、厌世，甚至抑郁、自杀。这不是开玩笑。

我们这个年纪的人应该有印象，1974 年上映过一部电影叫《闪闪的红星》，里面有个孩子叫潘冬子（演员叫祝新运，比我还大几岁，将潘冬子演得非常可爱）。故事讲的是红军在南方被迫长征以后离开了革命根据地，留下一些游击队坚守，结果被胡汉三率领的“还乡团”围困在山里。他们不缺吃的，打猎、挖点儿东西吃倒是有，唯一缺的就是盐，导致当时留在山上的红军战士一个个垂头丧气、精疲力乏，一副活得没啥意思、生无可恋、人间不值得的状态。

结果，在山下根据地的老百姓想方设法给山上的红军送盐。但白匪军的关卡特别严，没法往进送。最后潘冬子将盐溶于水，把盐水浇在自己的棉袄里，然后穿着湿棉袄上山。关卡查的时候没法查出盐，就让他上去了。潘冬子上山以后，把蘸满盐水的棉袄挤干，放在锅里熬出了盐，游击队员们就得救了。

有吃、有穿、没有盐，人会是什么样的状态？

还有一个故事是《白毛女》，讲的是喜儿的爹杨白劳欠了黄世仁的债，黄世仁逼着还，杨白劳还不了。结果杨白劳就喝卤水（熬盐留下来的残次品、边角料）自杀了，喜儿一个人跑到深山里吃野果，风餐露宿，有时到庙里偷吃点儿别人供的祭品。有个问题就是缺盐，缺到最后一头黑发变成了一头白发，被称为白毛女。

地球上所有文明的诞生，其实有一个共同的规律——有一条母亲河。尼罗河孕育了古埃及文明，两河流域（幼发拉底河与底格里斯河）孕育了苏美尔文明。

还有我们的母亲河——黄河和长江孕育出了中华文明。但别忘了只有河没用，因为中原地区最早不临海，没法接触到海盐。因此，中华文明的诞生有一个必不可少的发源地，就是盐池，海平面下降以后形成陆地后留下来的海水，蒸发凝固形成矿盐或湖盐。

从我熟悉的地方来讲，山西河东，黄河拐弯的地方叫运城，就是中华文明一个重要的发源地。运城有一个地方就叫盐池，在四川有阆中，是打井取出卤水熬的盐。在内陆，探索文明的诞生，包括我们现在讲的红山文化、河姆渡文化、良渚文化等各种文化，周围或中心都是盐。

古代为了争夺盐的开采权、控制权、贩卖权，打得不可开交。也就是说离开了盐，一个民族或一个种族、种群就无法生存。因此，盐的重要性在此就不必多说了。而且历朝历代，一个皇室或王朝控制一个国家的经济，当时其实就搞专卖了，一个是盐，一个是铁。控制了耕种农具，还有兵器，这等于是战略性物资。如果盐不被人控制、专卖，它就很便宜，被控制以后就成为进一步控制税收，增加国库收入的手段。历朝历代的盐、铁都是专营的。

很多人都知道朝鲜人爱吃石锅拌饭，觉得他们很高级、很讲究。其实是那会儿清朝控制朝鲜人不让他们用铁器，他们没有铁锅，只好凿个石锅做饭。元朝控制中原汉民时，都是几家人用铁链子拴着的一把菜刀一起做饭。

因此，历朝历代的盐商是最富裕的。为什么？盐专营以后，盐商垄断了市场，从中牟利或贪污，盐商的盈利是最多的。《雍正王朝》里四阿哥去募集水灾救灾款，都是从盐商身上搜刮的。而且历朝历代的盐商衍生出一个烹饪的流派叫盐帮菜或自贡菜，就是有钱，做饭不惜工本，掌握最鲜美的调味品就是盐。其实，淮扬菜也跟当年海盐的贩运有直接关系。没有钱、没有盐，做啥饭？

关于盐的开头就讲这么多。接下来我细说一下盐的功效和它的食用、使用方法。

2 盐是熬出来的

先说一下盐的品种和来源。我前面写了，最早中华文明的起源不在海边，我们用的是内陆的盐，也就是有一些出产的盐湖或盐矿。我们会采集固体成形的盐，然后粉碎做盐；还有把卤水熬制或晒制成盐。

这都存在一个问题，即便海盐也是这样，从海水晒出来的盐含的杂质特别多。含杂质多以后，它就不只是咸的味道，而是一种又咸、又苦、又涩的感觉。因此很多人说在海上航行肯定会渴死，我们知道盐的主要成分是氯化钠，其实里面还有其他杂质，镁和钙的含量也特别高。

因此，提取或制作盐就成了一个相对高级的工业。制作的方法一般是这样的，比如海边都有盐田，在涨潮的时候，我们把海水引进来灌到盐田里，然后把堤建起来围住海水，就靠日晒一点儿一点儿地把灌进来的海水蒸发掉，然后变成浓缩的液体，但这个浓缩的液体最后晒干了的结晶是不纯的盐。

我们一般在浓缩的时候，把水单独舀出来，用一种中和的方法——往里放豆浆或其他类似的东西。海水里的氯化镁这种苦的东西就会跟豆浆发生一种反应凝结成豆腐，这样就把海水里的杂质带走了，剩下的就是一种洁白纯净、味道比较纯粹的海盐。卤水现在可能不让卖了，以前在网上还能买到。其实，卤水就是晒盐场里半淘汰的产品。

我们中国人在做自贡井盐的时候，把这项技术发展到了极致，通过打井的方式，把深埋在地下的卤水抽上来。一般出卤水的井同时伴有很多天然气，因此又把天然气引出来，点上火，上面架上大锅，把卤水放在锅里熬。

因此，盐不是晒出来的，是熬出来的。熬到差不多的时候，相当于在盐场晒成浓缩的卤水时，把豆浆灌进去，再把凝固的豆腐捞出来，剩下的就是一种洁白、纯净的盐。我们吃盐一定要吃天然的，用豆浆过滤过的盐是最好的，因为杂质最少。

冲绳其实是在深海，周围的海水特别蓝，特别干净。当地人就以此为噱头，说冲绳的海盐很好。我们就去参观他们是怎么制盐的——把海水抽上来以后，直接用鼓风机把海水吹到一个大的车间里。车间偏干燥，海水一下就被蒸发了，留下结晶的粉末状的盐，落在地上跟下雪一样好看。他们把这个盐扫起来，就说这是冲绳的盐。说明书上写着这种盐含各种维生素，元素周期表里的东西它都有。看完以后我就乐了，我想这是啥意思？就是说这种盐不纯呗。

因此，这种制盐只能做噱头。把这种盐买回家吃，一点都没有咸或鲜的味道，因为含了太多杂质。只有中国人有这种智慧，用豆浆灌进去，因为氯化镁有一个特性，能使蛋白质凝固。

为什么喝卤水能自杀呢？就是因为卤水进去以后，把胃肠道那些属于活体的蛋白质都弄“熟”了，都凝固了，最后人就很惨烈地死了。我们以前救这种喝卤水自杀的人，都给他灌豆浆，希望有一线生机，让残留的氯化镁跟豆浆结合，别烧自个儿的蛋白质。

古代的“鹽”字，有一个卤水的卤，卤就是制盐最基本的原料和材质。咸的繁体字是鹹，边上也有“卤”。

3 如果人的身体里缺盐，就会变得性情寡淡、反应迟钝

盐产生的味道叫咸。咸最早是个卦象，是六十四卦里的一卦——上面是兑卦，代表少女；下面是艮卦，代表少男。因此，咸的主体思想是，少男见少女以后产生的情感。咸加“心”字就变成了感，怦然心动，心头撞鹿。

盐让人产生一种咸的感觉，这种感觉其实是发自内心的一种欲望的升腾，是一种美好的感觉。如果人的身体里缺盐，就会变得性情寡淡、反应迟钝、反射弧比较长或干脆没有感觉。

之前崔健开了一场云上音乐会，有首三十多年前的歌里唱道：“因为我的病就是没有感觉。”作为一个老中医来看，这种病就是缺盐导致的。舌苔太厚，吃再多的盐也渗不进去。这就是感和咸。

说一下现在的盐主要出现的问题。现在我们吃的盐有一个统一的称号叫加碘盐，为什么要加碘呢？因为有一种病叫大脖子病，其实就是甲状腺肿大。我们以前把大脖子病叫瘿，经常看见树上会结出一个大瘤子，我们把那个瘤子叫树瘿。还有人专门把树瘿砍下来做成木材，因为花纹很漂亮。

我们考证大脖子病主要是因为缺碘，因此为了预防和治疗大脖子病，就搞出了加碘盐。加碘盐没有错，但让所有人都吃加碘盐，这可能并不正确。为什么？因为有些地方的人不缺碘，摄入的碘比较多，食用加碘盐等于是火上浇油，导致现在很多人出现了狂躁、焦虑的情绪。我们现在都是急功近利、焦躁不安、睡不着觉，一天到晚就想干点儿啥，半夜不睡觉整天泡吧蹦迪……其实是因为内心燃烧了一种欲火，欲火焚身。原因是什么？很可能就是加碘盐吃多了。

现在我们发现加碘盐导致很多人出现了甲状腺功能亢进症，出现了另外一种病。原来是缺碘造成甲状腺功能代偿，出现了肥大；现在过量造成甲亢。甲亢的表现就是心率快，暴饮暴食，吃完了还不长肉，人反而变得消瘦。

现代医学治疗甲亢很有意思，不从饮食上找原因，就给病人吃抑制甲状腺素分泌的药。实在抑制不了的，就用一种放射疗法，破坏甲状腺；再不行的话就把甲状腺切了，让病人这辈子一直吃优甲乐。这是一种完全愚蠢的治疗方法，从商业谋利的角度来讲，这种商业模式很好，把急性病甲亢治成了甲低，再让你终身吃药，这样商家是挣钱了，但人就毁掉了。

现在针对这个问题，大家可以挑一些不含碘的盐吃。这是一个重要的选项，千万要有自己独立的思考和意识，不要跟风。

4 为什么把盐叫盐巴

古代把盐叫盐巴。为什么叫盐巴？因为盐最早制出来是粉末，在空气中碰到水凝结，就会凝结成块。我记得小时候家里有个放盐的罐子，我经常得拿铁勺或筷子杵它，把它杵成小颗粒或粉末状，才能在做菜或做汤的时候往里面撒。

但我们现在发现买的所有盐都不会结块，都不会变成盐巴，为什么呢？因为现代化的工业制盐为了不让它结块，加了一种抗凝剂。几十年过去以后发现，这些抗凝剂对身体造成了很大的损害。

现在来讲，我们知道这个问题，却没有力量改变这种工业制盐的方法，大家就想办法买点儿不加抗凝剂的盐，避免它对身体造成伤害。

5 少吃味精和盐

除了盐以外，我们可能会从其他食材里补充很多钠，最后导致我们的身体里钠潴留。钠潴留以后，人会血压升高或心慌心跳，心率加快，还出现早搏或房颤。这都是摄入了过多这种盐分导致的。

比如我一直反对吃味精，其实味精的化学成分叫谷氨酸钠，它比盐更高级，除了让你产生一种咸的感觉以外，还会产生一种鲜的感觉，其实就是因为身体摄入了大量的钠。

摄入味精不好的一个主要原因就是，这跟吃了春药去做爱一样，本来身体不支撑这种行为，但你吃完春药以后，被撩拨起欲望，就不停地消耗自己。吃味精会导致人即便吃饱或吃好，还会不停地有食欲想吃，不停地往嘴里塞东西，造成营养过剩，导致各种肥胖或负营养状态的病。

比如血脂高、血糖高、尿酸高都跟这个有关系。这是我反对吃味精的一个主要原因，就是因为它和盐一样，吃多了对身体不好，尤其是一些现在的高血压患者，只要控制了盐和味精的摄入量，血压就会转向平和、平稳。

第28章

根据自己身体的需要吃盐

我建议培养贵族思维，要根据自身的情况决定摄入盐的多少。怎么根据情况？其实就是根据自己的感觉。

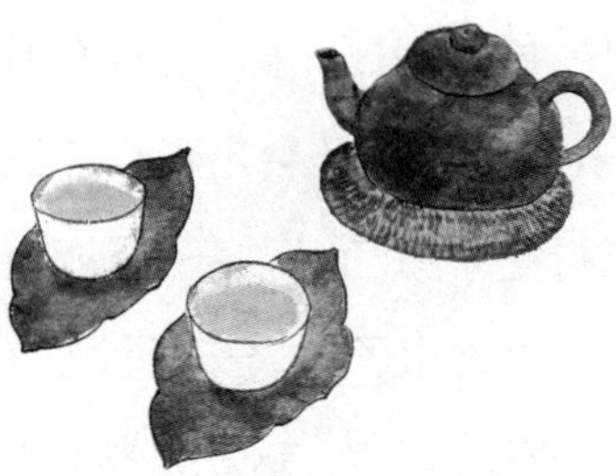

1 身上长各种包、痤疮、疖子，盐吃多了

现代营养学家规劝人们少吃盐，而且给每人配了个勺，来量一天吃多少。我建议培养贵族思维，要根据自身的情况决定摄入盐的多少。怎么根据情况？其实就是根据自己的感觉。

我以前讲过我小时候整天疯跑，爱出汗，头上冒热气。即便在家里喝小米粥的时候，我都捏一搓盐放进去，我觉得舒服。这就是一种动物的本能，根据自己身体的需要吃盐。

比如高寒地区的人们摄入的盐就稍微多一点。我到东北吃饭，发现东北菜有三个特点：第一是菜量大，第二是油大，第三就是咸，咸得没法下嘴。我很奇怪他们为什么这么吃？很简单，因为东北的寒气重，人们需要吃一些补心气、壮心阳、鼓舞心火的食物。这种吃法不适合南方菜，在广州、香港吃粤菜，我们就觉得哎呀好高级，好清淡呀。因为南方很热，人们还在喝凉茶。因此，我们一定要根据一方水土养一方人的思维方法决定自己的饮食口味。

盐摄入过量会出现另外的问题，除了我前面讲的身体会出现高血压、心率快，人变得焦躁、狂躁以外，还会出现皮肤溃烂或痈肿疮疡。

有一段时间北京流行吃水煮鱼，油汪汪的油泡鱼，再加上各种蘸料，吃完以后很多人的屁股上长火疖子。火疖子没收拾好，就会溃烂出脓，导致人们坐卧不宁、烦躁不安。其实，这就是盐过量加上膏粱厚味摄入太多出现的问题。

我们可以观察一下动物，比如狗没汗腺，因此它排热、散热的方法就是吐舌头。如果把有汗腺的人吃的剩饭长期给狗吃，而不给它吃狗粮，就

会导致一个问题——摄入盐太多，这时狗身上的皮毛就会出现溃烂，变成癞皮狗。这时还从细菌、病毒、真菌上找原因，以为狗被感染，其实不是被感染了，而是它摄入的盐分太多了。只要给它换成狗吃的低盐、低钠的饮食，病就会好。现在很多人脱发，身上长各种包，长痤疮、疖子、闷头，这时一定要注意盐的摄入量，要改一下口味。

为什么会摄入过量而不知觉呢？有个重要的问题就是舌苔特别厚，厚厚的舌苔覆盖住了味蕾，导致人对盐的感觉产生迟钝。

有一次我去广州，他们请我吃一种不知名的动物。我觉得特别臊气，特别难闻，吃一块就吐了，后来就没吃，他们却吃得津津有味。我后来观察发现他们的舌苔都很厚，因此他们感觉不到，导致身体摄入过多的废物，营养过剩。

2 身上有疮口，产后妇女想增奶，一定要少吃盐

如果你身上有疮口，不管是疔疮或其他感染，或者是被锐器划破了，伤口不愈合，或者愈合得很慢，这时一定要注意一件事——少吃盐。少吃盐以后伤口就会愈合得很好，这是一个生活经验。

在古代或近代，其实盐一直被我们当成药品来使用。盐有它的特点，你把它的特点发挥好了，适合人体就是优点；如果你把它的特点使用不当，就成了缺点。

比如产后的妇女想让自己的奶水充盈，她的饮食必须少盐。如果盐多了，奶水就少；如果盐少了，奶水就充盈。这是一个客观规律。以前当妈

妈特别辛苦，有些富贵人家的女性生完孩子不喂奶，一是为了保持身材，二是不愿意辛苦，就专门雇奶妈。奶妈更辛苦，整天喝大肘子汤，还不加盐，你想想这汤有多难喝。

3 外用——可以用盐水清洗伤口，可以做盐包热敷

盐被当成药品，第一是外用。以前我们受伤了，伤口感染以后没有碘酒、碘伏消毒，唯一的办法就是用盐水洗。我在前面说了，想让伤口愈合不能吃盐多的东西，但在外面可以用盐水清洗，这样的话伤口就不会感染。

盐的第二个药用，我在前面说了，人是从海里过来的，盐的特性，包括它的气、频率、振幅跟人特别接近，我们把盐作为一个很好的介质，用它来传导热。身体不舒服，比如觉得冷、痛、凝滞、麻木的时候，可以用铁锅炒热大粒盐（最好是大粒盐），然后用布包上放在身上做热敷。这种热通过盐改变了它的波长、振幅以后传导到人体里，容易跟身体产生共振，被身体吸收。

因此，盐是一种很好的外用、外敷治疗的介质。我建议大家在家准备盐包，现在也方便了，可以放在微波炉里加热，然后放到身上。这就是盐的药用价值。

4 盐摄入不够带来的伤害：欲望变得寡淡、心跳变慢和血压变低

下面说一下低盐——盐摄入不够带来的伤害。人体缺盐会出现什么样的状态呢？就是心气、心血、心阳不振，表现为欲望变得寡淡、心跳变慢和血压变低。

造成身体缺盐有两个原因，一个是摄入不足，另一个是流失太多。

先说一下盐流失太多的情况。如果你大量出汗、出血或流失体液，比如狂吐、拉肚子，这时会带走大量的电解质，就是钠的流失。失去这种体液，我们中医称之为失去津液或肾精，对人的伤害是很大的。

第一步，先止损，就是补漏洞，别这么出汗、出血、拉肚子。先止住，然后补充盐。比如现在世界卫生组织公认的治疗腹泻的方法，不是用抗生素，而是给钠，就是补充葡萄糖和盐。

在小米粥里加点儿盐是我一直推荐的方法，如果连小米粥都消化、吸收不了，可以煮点儿长山药做成薯蓣饮，加点儿盐治疗体液的流失。

另外，我强烈反对现在的一些锻炼方法，让自己大量出汗，比如长跑、高温瑜伽、熏蒸、桑拿等。其实，我觉得桑拿出的不是自个儿的汗，应该是桑拿屋里热的水蒸气碰到相对凉的身体结成的水珠。

所有这些让自己大量出汗的方法就是在伤害自己的精血，中医讲汗血同源，因此我们建议的运动方式都是站桩、打拳，就是让身体微微出点儿毛毛汗，然后就止住了。现在很多身体很虚的人，稍微热一点儿就出汗，吃个饭哗哗地出汗，这都是虚的表现，需要去补、去止。如果漏洞不堵住，即使补充再多的盐，最后身体也恢复不了平衡。

我们从以前吃不饱、穿不暖到现在变成了营养过剩。只要不过度糟践自己的身体，一般不会出现钠或盐摄入不足的问题，要根据具体情况去调节。

5 最好的吃盐方法，就是吃海里的动植物

盐的衍生品：海产品

关于盐先介绍这么多，下面我说一下盐的衍生品，也就是说我们是怎么间接吃盐的。最天然、最自然的方法，就是吃海里的动植物，比如我小时候很难吃到海鲜，但吃过虾米皮。虾米皮基本上剩一个空壳儿，又咸又脆，虾米皮炒油菜不用放盐就很好吃，煮粥的时候放点儿虾米皮也很好吃、很鲜美。后来生活条件改善了以后，就出现了虾仁，不是空壳儿，里面有虾肉，也很咸、很鲜、很美。

我上大学的时候，我妹徐文波有个同学叫陈静，她是青岛人，每次放寒暑假回来都能给室友带点儿蛤蜊晒的干，很小。我们那会儿煮方便面放点儿榨菜、卧个鸡蛋就很高级了，如果再放点儿蛤蜊干，根本就不用放调料包。我一直特别腻味方便面里带的调料包，基本上就是味精，吃完以后口干舌燥、不舒服。

还有一些海产品晒干了以后制成的干，比如牡蛎干。我去福建时带回牡蛎干放在家里，特别馋的时候，把牡蛎干洗干净，泡一下，然后跟其他菜一起炖、煮、蒸，就有牡蛎鲜咸的味道。

我一直跟大家说不要买蚝油，就是因为蚝油假的太多。所以，想吃蚝油的鲜美，直接买生蚝炖汤就行，或者家里存点儿牡蛎干，自个儿泡发、熬煮，也是很鲜美的，跟蚝油差不多。以上说的是海产品。

海带是盐的一个重要的补充来源

海产品里最丰富的就是植物，比如海带，以前的海带可能野生的多，后来学了养殖技术以后就变成了养殖的海带。它们的区别是什么呢？野生

的海带是褐色的，而且很薄，卷成一卷，上面还带着白色的盐，印象很深，这种海带炖猪肉特别香（这是我爸教我的。我爸说有两个菜炖肉特别香，一个是芹菜，一个是海带）。海带养殖以后就变厚了，变肉了，没有我小时候吃的鲜美的感觉。

细说起来海带有很多品种，昆布跟海带有什么区别？这里面的学问很大。

味精就是日本人从昆布里提取出来的谷氨酸钠，炖海带汤最后留下的结晶。日本人说他们发现了最鲜美的味道，然后向全世界推广。得了吧，中国人早就发现了，只不过不瞎吃。

海带是盐的一个重要的补充来源。

吃紫菜的感觉：你中有我，我中有你

比海带更好吃一点的是紫菜，大家说紫菜是紫的，其实稀释后是墨绿色的。尤其头茬紫菜是最鲜、最美的，长在岩石上，甚至有点儿像苔藓。赶海的渔民都跑到礁石上把这个紫菜剥下来。

我当年去福建惠安旅游，想看看惠安的女生干多么重的活，住在崇武的一个小海岛叫大岞。那是一个特别好的摄影基地，人们都在那儿拍照片。当时住在一个渔民家里，包吃包住。人家早晨去赶海，剥下紫菜给我们做汤，那个汤我到现在都怀念。

我们现在吃这种咸鲜都有一种被侵入感，好像是你强迫让我感到鲜、感到咸。喝那个紫菜汤完全是一种融合感，吃到嘴里你中有我，我中有你，那种美好到现在都无法忘怀。紫菜也是一个很好的盐的补充来源。

紫菜也是一味药，我妈的老师马衡枢先生就说紫菜有非常好的燥湿功能。如果你总吃大米饭湿气重，就用紫菜平衡一下。日本人拿紫菜裹着米饭做成寿司，估计也是跟中国人学的。

海藻，可以治疗“大脖子病”

还有一种海里的植物叫海藻，我们吃得不是很多。海藻跟紫菜的区别就是海藻有点儿直不棱登，有点儿尖刺。我们中医把海藻当成一味药来使用，可以治疗“大脖子病”。另外，我们还把海藻作为一种软坚散结的药来使用。

海葡萄

还有一个让我印象比较深的海产品叫海葡萄，这是我去冲绳旅游的时候发现的，在餐馆点菜时人家上了海葡萄。海葡萄长得像葡萄刚结籽时的样子，绿绿的，结了一串串的小球，吃到嘴里爽、嫩、脆。我第二次去冲绳的时候，跑到超市买了两盒，也不洗，掀开盖子抓起来就吃，口感真的很好。

类似的海产品还有很多。有的提取海产品的淀粉或胶质做成琼脂，做成果冻，非常好吃。

6 咸菜是一种很好的补益心气、提高食欲的食材

道法自然，我们人为地用盐腌制一些蔬菜，就是我们现在吃的咸菜。咸菜说起来好像有点儿不“高大上”，是穷苦人没钱吃饭，不得已而为之的食物。其实在以前没有很好的保鲜、储存技术的时候，用盐腌制蔬菜是一个重要的炮制食物的方法，既保留了食物的营养成分，又能延长它的寿命。

秋冬我们一般晒点儿干菜，比如葫芦丝、豆角、茄子……晒干菜是一种保鲜的技术，还有一种技术就是腌咸菜。我小时候在山西大同，一到秋

天，家里大概要腌三四缸咸菜，基本上是一缸咸菜，两三缸酸菜。

我当时很纳闷，都是拿大粒盐腌的，用石头压着，为什么味道截然不同？酸菜为什么变酸了？咸菜为什么变咸了？怀着这个疑问很久，慢慢才知道其中的原委。

都是拿盐腌的，腌出来的味道不一样的原因就是是否让菜发酵。比如腌泡菜，我们是刻意放盐，然后制造了一个密闭的无氧环境，让厌氧的乳酸菌在里面发酵，当然会酸，里面有盐，也会咸。如果是开放性的，盐的浓度中等或偏少，乳酸菌还会在里面发酵。

尽管是开放的环境，乳酸菌还会存活。这就是我们腌酸菜的方法。如果盐的浓度特别高，乳酸菌也没法在里面活，这个状态腌出来的就是咸菜，咸菜经久耐放。

以前人们用咸菜干吗？一个作用是调味，另一个作用主要是下饭，因为我们中国人的饮食原则就是五谷为养。只要吃五谷，什么不吃都不缺，而咸菜是下饭的。现在大家都认为好像辣椒是下饭的，我告诉你，只有辣椒没有盐，你吃一个试试，咽不下去。

在古代，咸菜有齑（jī，指捣碎的姜、蒜、韭菜等）、菹（zū，酸菜）。因此，用咸菜下饭历来有传统，其实跟穷不穷没关系。比如吃早餐的时候，几个菜、几个汤、几个肉……那上午啥也别干了，吃完这些饭会想睡觉的。

我们吃早饭就热热乎乎、汤汤水水、清清淡淡，加点儿咸菜。唤醒、提神，主要是这个目的。因此，咸菜在早饭出现的频率就特别高。

比如吃小米粥，小米粥是提供了甘甜的口味，可以加点儿咸菜。我小时候总是疯跑出汗，喝小米粥的时候就往里面放撮盐，这就是一个口味。现在病人去医院输的生理盐水，浓度为0.9%，其实是甜和咸的口儿。这就是科学，我们喝小米粥加点儿咸菜就不科学，胡扯。

另外，在北京喝豆汁、吃焦圈也得配点儿咸菜。吃芝麻烧饼、肉夹馍就不说了。如果没有肉，掰开烧饼放点儿咸菜，吃起来也是又香又脆，非常好。

因此，咸菜是一个非常好的下饭菜，没有它真是不行。另外我们好像都是直接吃咸菜，但直接吃咸菜是初级阶段，高级一点儿的可以把咸菜过油炒一下。

我小时候最爱吃的菜，其中一个就是炒咸菜疙瘩。炒大头咸菜丝最好用点儿猪油炝一下锅，放点儿葱姜，然后把咸菜丝放进去过一下油。这时再拿炒过的咸菜丝下饭，更好吃了。

比起直接撕开包装袋的榨菜，我还是喜欢买瓦罐里装的榨菜，带着红红的辣椒末，看起来更美，可以直接吃，也可以煮个面条，里面放点儿榨菜。但榨菜单炒一下，比如炒榨菜肉丝就更香了。

我在美国有时候馋了，就跑到华盛顿的第七街去吃饭。但华盛顿的中国餐馆基本上都变味了，为了迎合老美的口味，加了很多糖，说是中国菜，其实已经不是了。唯一口味不太变的就是榨菜肉丝，因为再加糖就没意思了。咸菜除了直接吃，还可以炒菜吃，还可以配合其他肉菜吃。比如梅干菜扣肉，用雪里蕻炒菜，放不放肉都行。咸菜不仅是盐的延伸，还是蔬菜加盐的延伸。

我们仔细盘点下来，全国各地都有自己的咸菜。我个人认为排第一的咸菜就是榨菜，还有北京的大头菜（他们叫大头菜，我们叫松根或苤蓝）。还有咸菜豆腐，真是太好吃了。还有春不老——通过咸菜腌绿叶菜，绿叶菜能保持绿色。春不老就是用带缨的小萝卜腌的，很诱人。

我以前讲过，我上学的时候因为学校的伙食太差了，自个儿正是十八九岁的壮小伙子，饭量也大。当时经济比较拮据，就很自然地跑去我们学校对面的副食店，买几个大头菜，回家放在饭盆里，然后放在窗台上。也发生了前文说的，我妈来学校探望，我们宿舍的老四就跟我妈说："你瞧徐文兵多困难，整天吃咸菜。"然后我妈就特批我和徐文波一个月能去饭馆吃一顿饺子或一顿鱼香肉丝。

其实，那会儿没觉得凄凉或悲苦，因为从小培养了读书的习惯，通过读书能得到一种乐趣，有一种精神上的享受，因此对物质层面上的欲望就稍微淡一些。现在很多家长总抱怨孩子打游戏，然后强制把电脑砸了，把手机没收了，这真是本末倒置。如果家长不引导孩子培养寻找精神寄托、精神家园、高级乐趣的方法，就把孩子寻找乐趣的路子堵死了，这有点儿灭绝人性。

我给自己接触过的咸菜排个行，第一是榨菜，第二就是雪里蕻，还有我们到了秋冬会做韭菜花。我爸专门买回韭菜花，自个儿捣，自个儿腌。韭菜花里也会放很多盐，外面买的韭菜花里的盐太重了，不太好吃。雪里蕻真是很可爱，南方、北方都有。比如到上海吃咸菜肉丝面，喝个雪笋汤；到北方吃雪里蕻炒肉，都很好吃。四川自贡井盐腌的各种咸菜也很好吃。

我们中国人的饮食习惯有几千年的传承，这是我们亲自拿人做实验并得到大数据的支持。近一百年来，我们都是被西方殖民者 PUA。说我们的衣食住行没一样是对的，就被人虐，被人虐完以后让我们产生自卑感，做他们的奴隶，给人家提供各种原材料，让人家剥削。

因此现在一说吃咸菜，很多人马上说，科学说了咸菜里有亚硝酸盐，会致癌。这些人就是在恶心你，让你对自己的饮食习惯产生质疑、自卑，然后按人家的方法做。其实背后都是生意、商业，都是一种阴谋。

我个人认为，咸菜是一种很好的补益心气、提高食欲的食材，不要因为别人胡说八道我们就抛弃它。

咸菜的升级版就是酱菜——在蔬菜的基础上又加入了酱料，其实就是让大豆发酵的蛋白质分解成氨基酸，因此在盐咸的基础上又增加了更鲜美的味道。

图书在版编目（CIP）数据

美食课 / 徐文兵著 . -- 南昌：江西科学技术出版社，2023.7（2024.10 重印）

ISBN 978-7-5390-8479-4

Ⅰ . ①美… Ⅱ . ①徐… Ⅲ . ①中医学 – 营养学 – 基本知识 Ⅳ . ① R247.1

中国版本图书馆 CIP 数据核字 (2022) 第 243213 号

国际互联网（Internet）地址：http://www.jxkjcbs.com
选题序号：ZK2022339

监　　制 / 黄　利　万　夏
项目策划 / 设计制作 / 紫图图书 ZITO®
责任编辑 / 魏栋伟
营销支持 / 曹莉丽
特约编辑 / 马　松　谭希彤

美食课
MEISHI KE

徐文兵 / 著

出版发行　江西科学技术出版社
社　　址　南昌市蓼洲街 2 号附 1 号　邮编 330009
　　　　　电话：（0791）86623491　86639342（传真）
印　　刷　艺堂印刷（天津）有限公司
经　　销　各地新华书店
开　　本　710 毫米 ×1000 毫米　1/16
印　　张　17.5
字　　数　210 千字
版　　次　2023 年 7 月第 1 版　2024 年 10 月第 2 次印刷
书　　号　ISBN 978-7-5390-8479-4
定　　价　69.90 元